经方拍案

② ２

张立山
戴雁彦 著

全国百佳图书出版单位
中国中医药出版社
·北京·

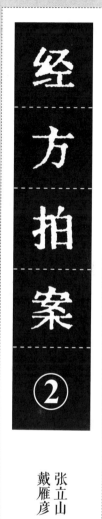

图书在版编目（CIP）数据

经方拍案 . 2 / 张立山，戴雁彦著 . —北京：中国中医药出版社，2023.8
ISBN 978-7-5132-8222-2

Ⅰ . ①经⋯　Ⅱ . ①张⋯ ②戴⋯　Ⅲ . ①经方－汇编　Ⅳ . ① R289.2

中国国家版本馆 CIP 数据核字（2023）第 108261 号

中国中医药出版社出版

北京经济技术开发区科创十三街 31 号院二区 8 号楼
邮政编码　100176
传真　010-64405721
三河市同力彩印有限公司印刷
各地新华书店经销

开本 710×1000　1/16　印张 18　彩插 0.25　字数 260 千字
2023 年 8 月第 1 版　2023 年 8 月第 1 次印刷
书号　ISBN 978 – 7 – 5132 – 8222 – 2

定价　78.00 元
网址　www.cptcm.com

服 务 热 线　010-64405510
购 书 热 线　010-89535836
维 权 打 假　010-64405753

微信服务号　zgzyycbs
微商城网址　https://kdt.im/LIdUGr
官 方 微 博　http://e.weibo.com/cptcm
天猫旗舰店网址　https://zgzyycbs.tmall.com

如有印装质量问题请与本社出版部联系（010-64405510）
版权专有　侵权必究

作者简介

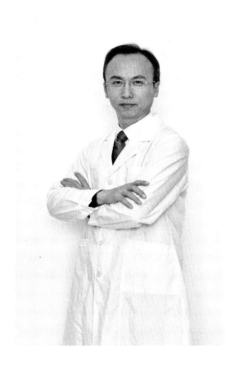

张立山，主任医师，教授，博士研究生导师。首都中青年名中医，第六批北京市级中医药专家学术经验继承工作指导老师。北京中医药学会仲景学说专业委员会副主任委员，北京中医药学会肺系病专业委员会副主任委员。

1993年毕业于北京中医药大学，后一直在附属东直门医院呼吸科工作，师从首都国医名师武维屏教授，跟师冯世纶教授学习胡希恕六经八纲学术体系。

临证长于治疗肺病，喜用经方。

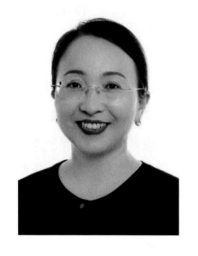

戴雁彦，医学硕士，主任医师，硕士研究生导师。师从全国名中医郭维琴教授及国医大师王庆国教授。1993年毕业于北京中医药大学中医系，2001～2003年医院公派赴德国魁茨汀医院工作两年，致力于中西医结合心血管内科临床、教学及科研工作。任北京中西医结合学会心血管内科专业委员会委员，北京中医药学会仲景学说专业委员会委员，中华中医药学会膏方分会委员。

内容提要

　　《经方拍案2》为《经方拍案》续编，记载了作者临证应用经方治疗疾病的典型案例，与《经方拍案》一样，附有辨证分析，便于读者体会作者的辨证思维和过程，并附有按语。

　　　所载医案病种涉及肺系病、脾胃病、心脑疾病、妇科疾病、皮科疾病以及杂病，以肺系疾病为多。肺系病包括感冒、慢性咳嗽、过敏性鼻炎、支气管哮喘、慢性阻塞性肺疾病、扁桃体炎、气胸、肺癌、新型冠状病毒感染、间质性肺疾病等。与《经方拍案》相比，本书医案病例较复杂，治疗以经方合方为主。

自　序

中医之要，在继承发扬，在守正创新。而创新发扬，必以继承守正为先。继承守正之要，在于正本清源。《伤寒杂病论》被称为方书之祖，张仲景被尊为医圣，故经方医学当为继承守正之重要内容，因此《伤寒杂病论》被历代医家尊为中医经典。

笔者自入北京中医学院（现北京中医药大学）研习中医，到临床工作近30年，从学习《伤寒》《金匮》到临床应用经方治病，受胡希恕、刘渡舟、冯世纶等伤寒大家影响，一直对经方情有独钟。在附属医院工作，每天接触大量患者，患者之急即医者之急，故每日想方设法解除患者痛苦，临床反复总结一方一药得失和经方方证特点，以期不断提高临床疗效。相对于文献医理研究，更多的时间是沉浸于临证实践，注重临床实战，在不断实践中学习，多年下来，积累了一些临证病案。

当今时代疾病复杂多样，气候变迁、环境变化、生活方式改变，以及西医的参与治疗，都在一定程度上导致今时之病与古时不同，人们思想远非古时单纯，各种干预人体之后导致的坏病也非常多见，"古方今病不相能也"也又被一些学者重提。但我们发现，依照经方理法，复杂疾病合方治疗，临床仍然能得心应手。现将部分案例汇集，与同道交流，祈望能得到同道指正。若能互相启迪，于患者、医者有些裨益，那就倍感欣慰了。

> 岐黄恰逢春，鲜花满杏林。
> 愿集一片叶，报与有缘人。

希望有志于中医事业、特别是经方医学的同道一起努力，勤于交流，努力实践，让中医学发出更加璀璨的光芒，让中华文化为世界人民的健康幸福做出更大的贡献。

2023 年 4 月 18 日张立山、戴雁彦于京竹雨轩

经方拍案②

自—序

目 录

第 二 章
心脑疾病

第 三 章
脾胃疾病

第 四 章
皮肤病

第一章

肺系疾病

第一节
辨准六经效不显，抓住兼症症立减
——慢性咳嗽两月案

常某，女性，35 岁。

初诊： 2013 年 2 月 18 日。

主诉：咳嗽两个月。

患者两个月前出现咳嗽，于北京协和医院就诊，查胸片未见异常，服拜复乐、沐舒坦、棕铵合剂等效果不佳，后于北京某三甲中医院呼吸科主任医师处服中药汤剂，多为益气清热化痰之品，约 1 个月，未见明显效果。复查胸片仍正常。

就诊时见形瘦面白，诉咽痒，咽干，咳嗽，痰少、色黄质黏，咽中有痰，难以咳出，口苦，大便干结、2～3 日 1 行，眠差。舌胖，色暗红，苔薄黄，脉弦滑数。

看患者形瘦面白，似有虚象，但舌脉均实。

口苦咽干，咽痒，少阳病。

大便干结，痰黄黏，阳明病。

咽中有痰，难以咳出，面白，考虑太阴病之半夏厚朴汤证。

舌暗红，苔薄黄，脉弦滑数，也支持少阳阳明合病，夹瘀血。

少阳阳明合病，大柴胡汤为首选，方中白芍、大黄也可活血化瘀；结合太阴病之半夏厚朴汤证，故选方大柴朴汤。表证不著，去苏叶换成苏子，偏重化痰。

咽痒咳嗽，加桔梗、杏仁利咽止咳；舌暗再加当归化瘀止咳；痰黏加生石膏清热解凝。

处方

柴胡 12g	黄芩 10g	清半夏 15g	生姜 15g
大枣 10g	枳实 10g	白芍 10g	生大黄 10g
厚朴 10g	苏子 10g	茯苓 12g	桔梗 10g
当归 10g	生石膏 30g	杏仁 10g	

7 剂，水煎服，日 1 剂。

二诊：2013 年 2 月 25 日。

患者爱人陪同，诉服药当日咳减，后咳嗽复剧，咳剧作呕，晚间为剧，咽中有痰，难以咳出，色黄，咽干，口苦，大便较前为畅，仍偏干，右胁疼痛，怀疑自己咳嗽导致肋骨骨折，月经量少，有血块。舌暗红，苔薄黄，脉寸关弦滑。

因咳嗽剧烈，且咳嗽日久，患者及爱人要求住院，因无合适床位，先调整中药，仔细询问，有胸闷之症。

仍口苦咽干，且右胁疼痛、咳嗽剧烈作呕，仍属少阳病。

上方大黄、厚朴、枳实等通腑，大便仍偏干，痰黄，为阳明里热。

舌脉亦与前基本相同，考虑前次辨证无误，咳嗽初减后复转剧，可能因病重药轻，或有辨证疏漏。

仔细询问患者，有胸闷之症，结合脉弦滑，考虑胸膈郁热，这是在前面没有注意到的一点。

故守前方加栀子豉汤清宣郁热，嘱其爱人，如服用两三剂仍不见好转，可来住院诊治，并开具住院证。

前方加炒栀子 10g，淡豆豉 10g。

7 剂，水煎服，日 1 剂。

三诊：2013 年 3 月 4 日。

患者 1 周后复诊，面露喜色，诉服药第二剂咳嗽即减轻，第三剂后咳嗽频率减少约 2/3，现唯余夜间口干（凌晨 3～4 点），大便仍干，出头硬后顺畅，其爱人说他尝试服其汤药第三煎，少量即溏泄数次，而患者服药大便仍偏干，偶有咽痒，有痰，口微苦，右胁痛已。舌暗红，苔薄黄腻，脉细弦。

病情速退，说明辨证准确。

患者虽面白似阴证，然舌脉症均为实，从大黄 10g，合生石膏 30g，栀子豉汤竟仍便干亦可佐证。

首诊效不满意，应为辨证有疏漏，合入栀子豉汤后症状即退。

今病已经大减，苦寒当适度，加桃仁润肠活血，用前方再清余热。

2 月 25 日方加桃仁 10g。

7 剂，水煎服，日 1 剂。

四诊： 2013 年 3 月 11 日。

咳嗽续减，咽痒，睡眠安，中午大便不成形，便前腹痛，舌暗红，苔薄，脉细滑。

大便已不成形，火热渐退，胸闷已除，脉转细滑，先去栀子豉汤、桃仁，合入升降散散三焦之热。

3 月 4 日方去栀子、淡豆豉、桃仁，加蝉蜕 6g，僵蚕 6g，姜黄 10g。

14 剂，水煎服，日 1 剂。

两年后因咳嗽复诊，诉当年守方服药两周后，症状基本消失。

【按语】

本患咳嗽顽固，形瘦肤白，不似经方体质之典型大柴胡汤证类型，因此之前有医生从虚实夹杂入手而益气清热化痰。但据舌苔、脉象，结合症状，显系实热之证，大柴朴汤加石膏迭进无功，因咳嗽剧烈，影响睡眠及生活，右胁疼痛，怀疑咳嗽导致肋骨骨折，急欲住院诊治。

后仔细询问出胸闷一症，合入栀子豉汤，竟两剂则症状大减，后经调理而安。虽然合入栀子豉汤，六经辨证仍然与前相同，但方证辨证不同，疏漏了胸膈郁热这一点，而导致疗效差别显著，可以看出经方辨证不可不细。

第二节
抽丝剥茧辨痰饮，平淡合方治久咳
——干咳十五年案

栗某，男，75 岁。

初诊： 2021 年 11 月 2 日。

主诉： 间断性干咳 15 年。

老人形体适中，精神矍铄，由老伴陪同来诊。坐定即言曾于 301 医院（中国人民解放军总医院）工作，咳嗽症状经西医院治疗多年效果不佳，经某国医名师推荐来诊，欲寻中药调治。

患者 15 年来咽痒，刺激性干咳，无痰，曾服奥美拉唑无效。于北京中西医结合医院查肺部 CT：左肺上叶磨玻璃小结节，少许间质性改变。现时发咽痒咳嗽，偶尔烧心，口和，纳眠可，大小便正常，夜尿 3～4 次。舌胖暗，苔薄腻微黄，脉沉弦。

干咳虽久，仍依六经辨证，咽痒作咳，仍属少阳。

反复询问患者，诉肯定无痰，但苔腻、脉沉弦，仍考虑痰饮；且夜尿频多，亦属饮象。

偶尔烧心，属于木土失和，考虑少阳郁热下乘脾土，与少阳证之呕类似。

舌暗，内有瘀血。当处何方？

少阳证治以小柴胡汤无疑义，痰饮呢？

症状集中在咽部，没有胸闷憋气之橘枳姜汤证，没有胸闷气短、寸脉沉之瓜蒌薤白半夏汤证，也非大量咳痰之苓甘五味姜辛汤证。

既然症状集中在咽部，虽无咽中如有炙脔之表现，仍以半夏厚朴汤为宜。

加桔梗利咽止咳。

苔腻微黄，舌暗，不排除湿热入血分，合赤小豆当归散利湿化瘀止咳，薄荷、钩藤利咽、平肝息风、解痉。

处方

柴胡 12g	黄芩 10g	清半夏 10g	生姜 10g
大枣 10g	北沙参 10g	炙甘草 6g	厚朴 10g
苏叶 6g	茯苓 12g	桔梗 10g	当归 10g
赤小豆 15g	薄荷 10g（后下）	钩藤 12g	

7 剂，水煎服，日 1 剂。

二诊：2021 年 11 月 9 日。

1 周后因疫情网上视频复诊，诉服药症状大减，其间曾因应酬喝酒，既往酒后整夜作咳，本周竟安睡一晚无咳，患者连赞效奇，无口渴口苦，大小便正常。舌胖暗，苔薄微腻。

效不更方，因进食酒肉，加焦神曲以助消导。

前方加焦神曲 10g。

7 剂，水煎服，日 1 剂。

【按语】

患者咳嗽多年，经西医治疗多年不效，因处医疗系统，经一国医名师推荐来诊，笔者本人也有压力。

老人精神矍铄，症状不多，越是如此，辨证越难。本患者治疗成功的关键在于辨证为痰饮，虽然没有有形之痰，但从蛛丝马迹中可以找出痰饮证的证据，且关于痰饮病选方，也历经排除法，最后选择了半夏厚朴汤。客观来讲，因为这不是典型的半夏厚朴证，能否取效，把握性较之典型方证为小，但认证是少阳太阴合病，少阳郁热兼夹太阴痰饮无疑。

不料 1 周后网上视频，不独咳嗽大减，且酒肉后亦不反复，倍感欣然，幸未给中医丢脸。药既取效，效不更方，以图巩固。并题诗以记：

道是无痰却有痰，内邪伏藏病迁延。

喉痒从来不口苦，咽中未必如炙脔。

神来一笔开柴朴，妙合二方化痰涎。

莫问痰饮凭何据，苔腻尿频脉沉弦。

第三节
喘而汗出脉浮长，巧合经方与时方
——气道痰鸣气喘两年案

崔某，男，71 岁。

初诊：2017 年 6 月 26 日。

主诉：喘息反复发作两年。

2015 年 5 月患者去西安时出现咳嗽，气喘，后于 307 医院（现为中国人民解放军总医院第五医学中心，下同）诊为肺炎，反复于北京中医药大学三附院、307 医院就诊。胸 CT：两肺间质性改变，右肺散在小结节。肺功能：FEV_1/FVC 75%，FEV_1 74%。经抗感染、苏黄止咳胶囊、阿斯美、孟鲁斯特钠、信必可治疗，效不佳。

现疾行或上楼气喘，平卧时有气道哮鸣，无咳嗽，无痰，口干喜热饮，口不苦，眠安，纳佳，汗出。大便溏，日 3～4 次，小便可。舌胖，色暗红，苔白黄腻，脉浮弦右长。患者形体壮硕，音声洪亮，面多油脂。

既往史：十二指肠球部溃疡，肠道息肉史。

形盛体实之人，口渴，汗出，苔黄，阳明热证。

便溏、苔腻，湿邪之象。合热则考虑阳明湿热。

面多油脂，也是湿热之征。

无恶寒、发热、身痛，无太阳病。

无口苦、咽干之少阳病。

考虑六经辨证属阳明湿热。

依据《伤寒论》第 34 条"太阳病，桂枝证，医反下之，利遂不止，脉促者，表未解也，喘而汗出者，葛根黄芩黄连汤主之"，此患者活动气喘，且有汗出、便溏，切应汗出而喘之葛根芩连汤证。

因患者既往肠道息肉，古方济生乌梅丸（乌梅、僵蚕）近年治疗消化道息肉较多，合乌梅、僵蚕于葛根芩连汤，可清利肠道湿热，兼散结祛风，腐蚀恶肉。

再加焦神曲消导。

处方

葛根 24g	黄芩 10g	黄连 6g	炙甘草 6g
乌梅 10g	僵蚕 6g	焦神曲 10g	

7 剂，免煎颗粒，日 1 剂。

二诊：2017 年 7 月 3 日。

诉大便畅，香蕉状，日 1 ～ 2 次，未疾行上楼，口和，纳佳，眠安，舌胖，色暗红，苔薄黄腻，脉右细滑不长，左细滑。

大便已畅，湿邪减，效不更方。

舌暗，内有瘀血，前方加赤芍活血。

前方加赤芍 10g。

14 剂，免煎颗粒，日 1 剂。

三诊：2017 年 7 月 17 日。

诉气喘减轻，爱人诉夜半无气道哮鸣，仍有气粗，大便畅，基本成形，不黏马桶，香蕉状，纳佳，舌暗红，苔薄黄，脉右寸关弦滑，左细滑。

气道哮鸣已解，仍有气粗，示湿热上攻势微而未净，前方继服。

7 月 3 日方 14 剂，免煎颗粒，日 1 剂。

四诊：2017 年 7 月 31 日。

气喘续减，既往胃脘不适，现胃脘症状好转，疾行气喘及口气减轻，既往大便臭秽现已减轻，不黏马桶。舌暗红，苔黄腻，脉寸关弦滑。

湿热渐减，酌情扶正，湿热易伤阴耗气，前方加北沙参益气养阴。

前方加北沙参 10g。

14 剂，免煎颗粒，日 1 剂。

【按语】

此患者症状与《伤寒论》葛根芩连汤证条文颇为类似，且肺与大肠相表里，肠道湿热上攻则喘而汗出，下注则便溏臭秽。且脉象浮长，与脉促相类。故用葛根芩连汤，1 周而大便成形，提示湿热渐化，三诊喘鸣亦止。

另外本方合济生乌梅丸，宋·严用和以乌梅、僵蚕二味治肠风便血，清·陈修园《时方歌括》曰："下血淋漓治颇难，济生遗下乌梅丸，僵蚕炒研乌梅捣，醋下几回病即安。"

后重庆市中医研究所龚志贤老中医加酒醋、人指甲、象牙屑用治各种息肉，疗效可靠。此患者既往有肠道息肉史，故用乌梅酸敛涩肠、僵蚕消风散结，合葛根芩连汤辛散苦燥酸收，使湿热去而正不伤，故疗效满意。

第四节
点滴症状莫轻忽，谨察阴阳病易除
——干咳一月案

孙某，女，50 岁。

初诊： 2017 年 9 月 11 日。

主诉： 干咳 1 个月余。

1 个月来干咳，经各种治疗（具体不详）未见好转，现干咳无痰，咽疼，口干，大小便正常，舌暗红，苔薄黄，脉细弦。

既往：甲状腺乳头状癌，2008 年手术后服优甲乐。

口干，舌红，苔黄，咽疼，属热证。

时令初秋，燥邪当令，结合患者热证，当属温燥。

治以桑杏汤，加牛蒡子利咽。

处方

桑叶 12g	杏仁 10g	浙贝母 10g	南沙参 12g
炒栀子 10g	淡豆豉 10g	炙甘草 6g	牛蒡子 10g

7 剂，免煎颗粒，日 1 剂。

二诊： 2017 年 9 月 18 日。

病无变化，昨日凌晨 3 点流涕，遇冷打喷嚏、流涕，咽中不利，无痰，大便偏干，口略干，舌淡红，苔薄黄，脉沉细弦。

1 周病无变化，辨证不准。

转六经辨证，遇冷喷嚏，当属表证。

结合脉沉细，属表阴证。

咽中不利，首诊咽疼，考虑少阳病。

大便略干，口略干，病涉阳明。

少阴少阳阳明合病，予麻黄附子细辛汤加柴胡、黄芩、麦冬。

加桔梗利咽。

处方

炙麻黄 6g	炮附片 6g	细辛 3g	柴胡 10g
黄芩 10g	桔梗 10g	麦冬 12g	

7 剂，免煎颗粒，日 1 剂。

三诊： 2017 年 9 月 25 日。

咳止，晚间鼻涕，量少，大便偏干，咽中不利减轻，舌暗红，苔薄黄，脉沉细小弦。

咳止涕减，方证准确。

舌暗，内有瘀血。

加赤小豆当归散活血润肠，利湿清热。

前方加赤小豆 30g，当归 10g。

14 剂，免煎颗粒，日 1 剂。

【按语】

本患者因症状比较简单，所以首诊从温病辨证。干咳，咽痛，脉细弦，正值秋季，当属温燥。温燥代表方桑杏汤似当有效，然服药 1 周未见寸效。二诊再问患者，遇冷流涕，脉沉细弦，咽喉不利，转为六经辨证，当属少阴少阳阳明合病，故与麻黄附子细辛汤合柴胡、黄芩、桔梗、麦冬，7 剂咳止，咽中不利减轻。

本案最大的问题是首诊辨证偏于轻忽，患者遇冷流涕、喷嚏等未问出，致使阴阳辨证出现了问题。

二诊从患者脉沉细弦、遇冷喷嚏流涕着眼，辨出少阴病之麻黄附子细辛汤证，而郁热为少阳阳明之热，且热象不重，寒热并治，1 周显效。

少阴少阳合病在临床上十分多见，麻黄附子细辛汤与小柴胡汤合方机会较多，而精准辨二方方证，特别是在患者症状很少的情况下，确实考验医者的临证能力。

第五节
调治肺肾治无功，咳喘莫忘可调中
——肺纤维化咳喘案

马某，女，76岁。

初诊：2019年11月11日。

本患者为余之老患者。自2014年5月因干燥综合征、肺间质纤维化就诊于余，多以中药治疗，于北京协和医院曾服用泼尼松。

近1周外感，服药后感冒症却，气喘却增。现上1～2层楼气喘，夜间咳，闻烟味咳，每次持续1～2分钟，无痰，进食后腹胀，不欲饮食，口干，眼干，口酸，打嗝，眠短，大便正常，小便可，舌淡暗，多裂纹，苔薄，脉左寸关弦滑，右寸关细弦。

患者以"气喘，咳嗽"为主诉，口眼干，无痰，进食后腹胀，舌苔有裂纹，舌淡，脉细弦，考虑患者气阴不足。

进食腹胀，口酸打嗝，咳喘，且有胃气上逆。

张锡纯参赭镇气汤补气养阴，纳气定喘，且人参、赭石合用有张仲景旋覆代赭汤之意，可以降逆和胃，与此患者病情最为相宜。

与张锡纯之参赭镇气汤加减，气逆不重，去生龙骨、生牡蛎；阴虚明显，去山茱萸，加麦冬与党参，合用取生脉散之意；加牛蒡子与山药配伍，依张锡纯经验，二药配伍善定喘嗽。

处方

党参 10g	苏子 10g	生赭石 30g	芡实 15g
白芍 10g	牛蒡子 10g	山药 15g	麦冬 15g

7剂，免煎颗粒，日1剂。

二诊：2019 年 11 月 18 日。

复诊仍气喘，无痰，动则加剧，阵发作咳，纳食可，口酸、打嗝缓解，眠可，舌暗多裂，脉寸关细弦、尺沉。

口酸、打嗝虽解，咳喘仍存，胃气上逆缓解，仍有肺气之逆。

气阴两虚，脉象看寸关细弦，尺脉沉，下焦津血不足，上中焦虚热上攻，病在阳明，改以麦门冬汤止咳化痰，降逆平喘。

小麦药房缺药，以山药代替。

处方

| 麦冬 45g | 清半夏 10g | 山药 30g | 党参 10g |
| 大枣 10g | 炙甘草 6g | | |

7 剂，免煎颗粒，日 1 剂。

三诊：2019 年 11 月 25 日。

药无寸效，仍活动气喘，无痰，轻咳，偶打嗝，近两日胃中水声，大便成形，口干，手心热，舌暗多裂，脉寸关细弦、尺沉。

虑其肺纤维化，半月余中药治疗乏效，建议住院检查除外急性加重，患者拒绝。

补益不应，因其屡有打嗝，且此次胃中有水声，中焦有水饮。

口干，手心热，阳明有热，打嗝，胃气上逆，考虑太阴阳明合病。

太阴水饮，阳明胃热，中焦痞塞，转以调理中焦。《伤寒论》第 157 条"胃中不和，心下痞硬，干噫食臭，胁下有水气"之生姜泻心汤证与此患者颇合。

处方

| 生姜 10g | 黄芩 10g | 黄连 6g | 清半夏 10g |
| 北沙参 10g | 大枣 10g | 干姜 3g | 炙甘草 6g |

7 剂，免煎颗粒，日 1 剂。

四诊：2019 年 12 月 2 日。

诉服药次日气道畅，喘遂止，胃中水声缓解，现唯双下肢足踝至膝盖沉、木，晚间微胀，手心热，口干，大便正常，舌暗，苔薄多裂，脉寸关弦滑、尺沉。

药见大效，咳去喘止，胃中振水音消失，方证准确。

足踝至膝盖沉、木，手心仍热、口干，考虑合病下焦湿热，前方合四妙散清利湿热。

前方加黄柏10g，怀牛膝15g，炒薏苡仁15g，苍术10g。

7剂，免煎颗粒，日1剂。

【按语】

喘证之因，常法易责肺肾。本患因咳喘就诊，两诊疗效不佳，先以参赭镇气汤，后以麦门冬汤，似兼顾肺胃，但治疗无功。后着眼中焦，从其胃中震水音入手，以生姜泻心汤而使病情扭转。

麦门冬汤从病机而言，似乎非常对证，病机为气阴两虚，胃气上逆，痰饮内停，用之乏效，仍属方证辨证有误。典型麦门冬汤证"火逆上气，咽喉不利"，本患不太具备。说明仅从病机对应，还不是精准的方证辨证。

另外，从本案也可总结，患者虽以咳喘为主诉，但不可偏执，拘泥套法治疗肺肾无功，当知调中是治疗复杂疾病的重要法门。

第六节
发热月余治无功，皆用麻黄效不同
——间断发热一月余案

王某，女，67 岁，山东寿光农民。

初诊： 2021 年 4 月 13 日。

主诉： 间断发热 1 个半月。

患者 1 个半月前无明显诱因自觉感冒，流涕，鼻塞，头痛，无咳嗽咳痰，咽痛，未予重视。

后出现发热，体温最高达 37.7℃，多于午后体温升高，伴有畏寒，寒战，四肢肌肉酸痛，无咳嗽咳痰，无胸闷憋气，无腹痛腹泻，无尿频尿急尿痛，无盗汗咯血，无皮疹、口干眼干、脱发，口腔溃疡、关节肿痛及雷诺现象，就诊于寿光市侯镇中心卫生院，考虑"发热待查"。

化验血沉 94mm/h，CRP 11.3mg/L，血清淀粉样蛋白 A 300mg/L，血常规基本正常，肺炎支原体 IgM、肺炎衣原体 IgM、呼吸道合胞病毒 IgM、腺病毒抗体 IgM、柯萨奇病毒 IgM 均阴性，胸部 CT 提示：右肺上叶磨玻璃样高密度影。建议进一步检查，肝内多发低密度灶，考虑肝囊肿。尿常规检查提示白细胞（＋）。予以头孢唑林及左氧氟沙星抗感染治疗 5 天，效果不佳，仍发热，体温达 38℃，体温升高时四肢肌肉疼痛明显，影响活动。

今为求进一步诊治，4 月 5 日于当地医院门诊以发热待查收入院。既往体健，18 年前右侧腹股沟疝气手术史。入院查结核菌素试验阴性，4 月 8 日胸部 CT：右肺上叶兼结节影，直径约 1.1cm。入院后西医予头孢曲松钠、左氧氟沙星抗感染，双氯芬酸钠缓释胶囊解热镇痛治疗无效，当地医师予中药处方。

麻黄 6g	杏仁 10g	生石膏 30g	炙甘草 6g
金银花 15g	蒲公英 15g	鱼腥草 15g	苍术 15g
厚朴 10g	陈皮 10g	藿香 10g	茯苓 15g

服药 6 剂无效，请胸外科会诊，因患者有肺部肿瘤家族史，建议肺部结节待炎症控制后手术。

经中西医治疗，患者仍发热，身痛，与入院症状相同，大小便可，口不渴不苦，舌淡，苔稍白腻，脉未查。当地医师请求会诊。

4 月 12 日复查血沉 116mm/h，CRP 23.1mg/L，血清淀粉样蛋白 A＞550mg/L，血常规正常。

发热恶寒，病发于阳。伴有身痛，属太阳表证。

病发午后，且有寒战，发热，属往来寒热，虽无口苦，仍考虑有少阳病。

午后发热，阳明主令，考虑有阳明之病变，三阳合病。

苔白腻，兼夹湿邪。

舌淡，正气不足，是否为少阴发热，因无脉象参考难以确论，但患者无"但欲寐"等重度疲乏表现。姑且三阳合治，不效，再择少阴辨治。

大青龙汤合小柴胡汤，加苍术化湿解表。

处方

麻黄 10g	桂枝 10g	苦杏仁 10g	炙甘草 5g
生姜 10g	大枣 10g	生石膏 30g	柴胡 24g
黄芩 10g	清半夏 10g	苍术 10g	

7 剂，水煎服，日 1 剂，日三服。

二诊：2021 年 5 月 13 日。

微信报告：服药 6 剂后热退，身痛缓解，随即出院。带药 7 剂，病情无反复后停药，监测体温至 5 月 1 日，一直正常。5 月 11 日复查：血沉 54mm/h，CRP 正常，血清淀粉样蛋白 A 18.47mg/L。

三诊：2022 年 4 月 4 日。

微信追访，去年服药热退后一直很好。5 月于潍坊市人民医院行肺结节手术切除，病理报告为浸润性腺癌，术后未化疗。

【按语】

该患者是于网络微信会诊，问诊资料不够仔细。但依照六经辨证，六经特点比较明了。起病源于外感，初始流涕、头痛、咽痛，考虑属太少合病。后现发热，且时间处于午后，缠绵不愈近两个月，西医抗感染、退热治疗无效。

从舌淡、苔白腻、午后寒战、身痛看，患者太阳表证较重，而往来寒热，初始曾咽痛，少阳病非常鲜明，因此予大青龙汤合小柴胡汤加苍术而获效。当地曾用中药治疗，但从其处方看，辨证属太阳阳明合病夹湿，虽然也是麻黄类方，但六经辨证不准，且散寒力弱，故 6 剂未效。

小柴胡汤方中有人参，但按小柴胡汤方后注，不渴微热，去人参，加桂枝，故本患未用人参。关于午后发热、舌淡，是否考虑少阴病、阴阳合病，因患者住院无脉象未查，但精神尚可，姑且从三阳论治，临证效果较为满意。

第七节
烦躁有阳也有阴，经方治哮重心身
——哮喘烦躁喘憋案

蒋某，女，48岁，安徽人。

初诊： 2021年9月9日。

主因"发作性咳嗽喘憋两年，再发1个月余"入院。

患者两年前因天气变化，遇冷空气后出现咳嗽、喘憋、胸闷，先后于当地医院、东直门医院就诊，查肺功能诊断为"支气管哮喘"，予信必可都保解痉平喘等对症治疗后可缓解。

患者平素未规律用药，间断发作咳嗽、喘憋，天气变化、活动后加重，休息可缓解。

1个月前患者因天气变化再次出现咳嗽、喘憋、胸闷，动则加重，上1层楼即喘憋加重，可平卧，夜间无憋醒，休息可缓解。入院后予雾化布地奈德、吸氧治疗。

刻下症见：患者表情阴郁，诉咳嗽，痰少、色白质黏，喘憋，胸闷，活动加重，休息可缓解，乏力，汗出，心中烦闷，口干不欲饮水，口苦，遇风冷流涕、打喷嚏，左侧胁肋部胀满，右侧下肢不自主抖动，自觉困重，酸楚不适，夜间重，纳眠可，二便可，舌暗，苔薄白，舌下络脉紫暗，脉沉细。

遇风冷喷嚏流涕，身困重酸楚，当属表证。

结合乏力，脉沉细，属表阴证。

胸闷、白痰、右下肢不自主颤动，当属饮证，属太阴病。

左侧胁肋部胀满、口苦，少阳证。

痰黏，口干汗出，阳明病。

六经辨证属少阴太阴少阳阳明合病。

少阴太阴合病，喷嚏、流涕，予麻黄附子细辛汤。肢体颤动、周身酸楚困重，与真武汤条之"四肢沉重疼痛，振振欲擗地"类似，因水气所致。

少阳病予小柴胡汤。

阳明有热加石膏。

太阴水饮证，伴有烦躁，治以茯苓四逆汤。

故方用麻黄附子细辛汤合真武汤、茯苓四逆汤、小柴胡汤，舌暗为兼夹瘀血，加当归活血化瘀。

处方

炙麻黄 6g	黑顺片 6g	细辛 3g	茯苓 15g
干姜 6g	炙甘草 6g	北沙参 10g	白芍 10g
炒白术 6g	柴胡 12g	黄芩 10g	生石膏 20g
当归 10g			

7 剂，水煎服，日 1 剂，日二服。

二诊：2021 年 9 月 16 日。

患者诉服药后咳嗽、喘憋明显减轻，无喷嚏流涕，右下肢困重明显减轻，近 1 周下肢抖动未发作，心中烦闷改善，仍有口干不欲饮，口苦，纳眠可，小便可，近日大便偏干。自觉舌胀满，舌暗苔薄，脉沉细。

效不更方，因患者近日大便干，干姜改为生姜。

前方去干姜，加生姜 10g。

14 剂，水煎服，日 1 剂。

【按语】

外地女性患者，查房时表情抑郁，丈夫陪床，对既往激素治疗等均不满意，查房时两次诉心烦，当时考虑此心烦到底是阳证还是阴证。因有少阳病，可见心烦喜呕；而阴证也可见心烦，最典型的就是茯苓四逆汤证原文"发汗，若下之，病仍不解，烦躁者，茯苓四逆汤主之"。本患者确有阴证存在，为太阴少阴合病，因此该患者之烦躁，阴证阳证一时不好辨别，查房时姑且予茯苓四逆汤与小柴胡汤合用。

1周后查房，患者症状明显减轻，对中药非常信任，精神佳，情绪良好，面有笑容。既往激素也用过，本次入院也给予了吸入激素治疗，但综合患者既往应用与本次患者症状改善情况，尤其情绪改善，考虑中药有一定效果。

第八节
反复化脓扁桃炎，纯用中药一剂瘥
——扁桃体反复化脓案

某患儿，男，5岁。

初诊：2018年4月16日。

患儿为大学同学同事之子，扁桃体炎反复发作，常发高热，应用抗生素及退热药，其家人恐如此治疗副作用明显，寻中医诊治，遂经介绍，因"发热1天"就诊。

其奶奶代诉患儿就诊前一天因外出受凉，归家后测量体温38℃，服感冒药（具体不详）后体温下降，就诊当天仍发热，最高体温39℃，自觉咽痛、咽干、食欲欠佳、大小便尚可。于社区医院查血常规：WBC 15.3×10^9/L，NE 76.8%。查体：右侧扁桃体Ⅰ度肿大，有脓点，舌淡红，苔薄黄腻，脉细滑。西医诊断：化脓性扁桃体炎。

患儿曾服感冒药，体温下降，推测会有汗出，现仍高热，舌苔黄腻，考虑内有食积化热，病在阳明。

咽痛咽干，不欲饮食，考虑少阳病。

恶寒不著，太阳病不显，故病在少阳阳明。

扁桃体已化脓，考虑热毒较盛。

因大便正常，故大柴胡汤不作为首选，少阳病当用小柴胡汤。

因热毒明显，去生姜、大枣、人参。

阳明里热，可用石膏。

热毒明显，病在上焦，药物不宜过于苦寒。应与石膏相类，清热而兼发散，时方银翘散既有金银花、连翘之清热解毒，又含经方桔梗汤利咽，且有薄荷、牛蒡之利咽宣透，芦根、淡竹叶清利湿热，荆芥、豆豉发表，对此患儿非常适合，再加焦神曲消导。

处方

金银花 15g	连翘 15g	竹叶 6g	生石膏 30g
炙甘草 6g	荆芥 6g	炒牛蒡 10g	淡豆豉 6g
薄荷 10g（后下）	桔梗 10g	干芦根 15g	柴胡 15g
黄芩 10g	清半夏 10g	焦神曲 10g	

5 剂，日 1 剂，分 3 次服。

二诊：2018 年 4 月 23 日。

当晚体温 39℃，晚间 10 点服药，药后微汗，体温 37.8℃，凌晨 4 点再服药 1 次。患儿奶奶电话咨询笔者同学："张主任昨晚未开抗生素，血象高是否还需服用抗生素？"同学回答："既已热退，不需服用。"第 3 日体温正常，今日查血常规：WBC 8.73×10^9/L，N 59%，CRP < 1mg/L，现稍鼻塞，无咽痛，纳佳，大便正常，晚间汗多，舌胖，色淡红，苔中根腻，脉细滑。

服药汗出热退，纳食转佳，说明方证无误。

苔中根腻，仍有汗出，湿热未净，病在阳明。

虽无咽痛，但少阳郁热仍需再清以巩固疗效，仍从少阳阳明论治。

少阳病择小柴胡汤，因热邪渐退而湿热未净，仍不用姜枣，用南沙参益气养阴扶正。

阳明湿热，改三仁汤，三焦分利。

患者鼻塞，易淡竹叶为薄荷宣通鼻窍，增焦三仙消食导滞。

处方

柴胡 10g	黄芩 10g	清半夏 10g	南沙参 10g
炙甘草 6g	杏仁 6g	白豆蔻 5g	炒薏苡仁 15g
厚朴 6g	滑石 10g	干芦根 15g	通草 5g
焦三仙各 10g	薄荷 6g		

9剂，免煎颗粒，日1剂。

之后未再发热。此后一年患者奶奶每逢患儿发热，即用此方抄方抓药，多于1～2剂即热退症解。

【按语】

本患儿治疗方剂来源于恩师武维屏教授自拟方"柴胡解热饮"，主要为小柴胡汤合银翘散加减，适用于三阳合病患者的外感发热。

方中用柴胡轻清升散、疏邪透表，黄芩善清少阳相火，配柴胡一散一清，共解少阳之邪；半夏和胃降逆、散结消痞，兼助柴、芩二药攻邪。解太阳之表，取《温病条辨》中银翘散意，"风淫于内，治以辛凉，佐以甘苦"，以金银花、连翘、薄荷辛凉透邪清热，芳香避秽解毒；荆芥辛温，助三药开皮毛而逐邪；桔梗宣肺利咽；竹叶、芦根清热生津，共奏疏风散热之效，以解太阳表证。本方治疗外感发热，三阳合病伴咽痛效果显著。

患儿奶奶曾因患儿血象高，颇疑中药能否消炎，但经此治疗后老人家对中药深信不疑，尤其每次患儿发热，即以此方抄方退热，效优价廉，且副作用少，患儿体质随之明显增强，更让老人对中药疗效有了深刻体会。

第九节
反复气胸拔管难，下利脾实肺自痊
——气胸反复发作三年案

贺某，男，66岁，内蒙古巴彦淖尔人。

初诊：2020年6月7日。

主诉：胸闷气短反复发作3年余，复发1个月。

患者3年前无明显诱因出现胸憋、气短症状，肺大泡破裂，插管后1周左右好转。

2020年3月12日肺大泡破裂，插管十余日好转。5月份自感气短，肺大泡再次破裂，于当地医院插管引流未见好转。转院内蒙古医科大学附属医院拟行手术治疗，入院后完善相关检查，CT示：①右侧液气胸；②COPD、间隔旁气肿；③双肺继发型肺结核、大部硬结；④双侧胸膜局限性肥厚。心脏彩超示：①三尖瓣反流（中度）；②肺动脉高压（重度）；③右肺动脉增宽；④主动脉瓣反流（轻度）；⑤二尖瓣反流（轻度）；⑥左室舒张功能减低；⑦心包积液（微量）。

因患者存在严重的肺气肿、肺动脉高压，故未予手术治疗，予对症、支持、胸膜腔注射高糖促进胸膜粘连等治疗。

当地医院复查胸部CT示：①双肺陈旧性结核并毁损肺；②右侧气胸引流术后；③双肺气肿、肺大泡；④右侧胸腔少量积液。

轮椅推入名医堂诊室，右侧胸部悬挂引流袋。形瘦肤黄，精神差，诉气短胸闷，言语间气不接续，口干，欲饮水，大便干，小便调，食纳一般，舌暗，苔薄腻，脉沉细滑。

病程3年，反复发作，西医引流但不能拔管，非常棘手。六经八纲辨证，无恶寒、发热、身痛等表证症状，无口苦、咽干、往来寒热等少阳证表现，但胸闷结合液气胸，少阳病似可有，但不典型，气短、便干、口干等均偏向里证。

里证是里阴证之太阴病还是里阳证之阳明病？口干欲饮、大便干，当属阳明病，而气短胸闷、精神差、面黄不赤、舌暗不红，脉沉细滑，可考虑太阴病。故应为太阴阳明合病。

阳明病有大便干，是否为阳明燥实导致胸闷气喘？无腹满、呕吐、腹痛等表现，无面赤、多汗、脉大等阳热症状，结合形体消瘦，考虑津血不足，虚热上扰，肠道失润，非里实热盛之白虎汤证或阳明腑实之承气汤证。

太阴病为里虚寒证，易因虚致痰饮、水湿、瘀血内生。本患之气短胸闷可因虚引起，精神差、说话气不接续，脉细，虚则无疑。实邪壅滞，气机不畅，亦可导致气短胸闷，本患有无实邪？若有实邪，是痰，是水饮，是湿，还是瘀血？还是寒凝？

从患者症状看，无咳嗽咳痰，无有形之痰，似乎没有痰饮，而以气虚致喘为主。然而查舌苔偏腻，脉沉滑，"脉得诸沉，当责有水"，提示可能有痰饮，综合影像学有液气胸，即胸有水饮，可断内有痰饮。

病程日久，胸闷，舌质暗，瘀血亦应考虑。大便不溏、口中不腻，舌苔不厚，湿邪不重；无胃脘痞闷、无胃中震水音、无肠鸣辘辘，故痰饮应在上焦。

至此，辨证当属太阴阳明合病，津血不足，兼夹痰饮瘀血。

太阴病里虚且有痰饮，经方理中汤、四逆汤可否用？

理中汤即人参汤，在《金匮要略·胸痹心痛短气病脉证治第九》确也出现过，原文为"胸痹心中痞，留气结在胸，胸满，胁下逆抢心，枳实薤白桂枝汤主之，人参汤亦主之"，但显然人参汤证偏于阳虚寒凝，与本患气虚痰饮不甚吻合，四逆汤与理中汤类似，两方偏于温阳，补津血之力弱，且化饮力稍显不足。

经方之中有化痰饮之方，如苓甘五味姜辛夏汤、肾着汤、甘草干姜汤等，但甘草干姜汤偏化上焦寒饮，治疗上焦虚寒的肺痿吐涎沫；苓甘五味姜辛夏汤偏于化痰饮之咳喘证，甘姜苓术汤偏于治疗寒湿证之腰痛，皆与本患之病情不太吻合。

患者胸闷、气短，有似胸痹病，《金匮要略·胸痹心痛短气病脉证治》中瓜蒌薤白剂宣痹通阳，应属妥当，其病机特点为"阳微阴弦"，痰饮痹阻上焦，符合本患病机，瓜蒌宽胸化痰，具有润肠之效。枳实薤白桂枝汤治疗痰阻气滞，但气逆明显，本患气逆不典型。他方如茯苓杏仁甘草汤、橘枳姜汤方小力轻，不作首选。

阳明里热不重，由津血不足引起，因此白虎汤、承气汤不宜选择。一味石膏可以考虑，但大热、大渴、大汗之石膏证不典型，且石膏重坠，无补益之功，于气短不宜。知母、天花粉、麦冬之类既能清热，又可生津补虚，应为首选。

有无一方，既可清阳明之热，又补太阴里虚，且兼化痰饮呢？经方中竹叶石膏汤、麦门冬汤似乎可以，但二方皆以治疗上气、咳嗽为主，与本患不太切合。

从患者肺泡破裂，突然出现气短、胸憋，可以看出此属中医之气陷证，气陷证多见于气虚之人，劳作时突发，肺大泡破裂也多是活动时胸腔压力增大，突然肺泡破裂导致。治疗气陷证，张锡纯有一名方——升陷汤，方中黄芪、知母补虚清热且升举大气，升麻清热解毒，桔梗化痰，柴胡和解少阳，三药都主升浮。

前已分析，本患六经重在阳明、太阴，但因有胸水，水在少阳之位，且胸闷气短，少阳亦应考虑，本方有黄芪之补太阴，知母、升麻入阳明，桔梗、柴胡入少阳，补气养阴且能清热生津化痰，且善升举大气，符合六经辨证，且切合患者病机病症特点，当为首选之方。

肺泡反复破裂，现插管引流无法拔管，只因破裂之处不能修复。肺虚有热，且痰饮当是修复不良之主要原因。从象思维角度，可用黏性药物粘连，如胶类、白及等，现有一方，方名补肺阿胶汤，听来适合，既能补肺，又有阿胶，且方中有牛蒡、马兜铃清热，阿胶、甘草、糯米补虚，杏仁利气，也符合阳明虚热之证。

方证辨证最难，辨析至此，基本方剂可选升陷汤、瓜蒌薤白半夏汤合补肺阿胶汤。因有内热，瓜蒌薤白半夏汤原方白酒不用。补肺阿胶汤中马兜铃有毒，换为蒲公英，清热解毒且不碍胃，药房无糯米，改为白及，既能补虚，《神农本草经》载白及"主痈肿恶疮败疽"，又可收敛生肌，用来可促进肺泡破裂愈合。

虚、痰、热均已涵盖，舌暗之瘀血如何处理，再合活血之方？如血府逐瘀汤。这样的话整个方子药味过多，可能会影响疗效，且活血药物容易碍胃，且瘀血于本患不算严重，故可选活血之药合入前方。选择什么活血药呢？生地黄既可凉血活血，又能润肠，似可；丹参，一味丹参，功同四物，也可；芍药，因有胸满，参仲景意似乎不宜；川芎，善治头面，且性偏燥，补益力弱，不宜；当归，既可养血，又能活血，且能润肠，辛温但不燥烈，且与黄芪相合，为李东垣之当归补血汤，大补气血，看来此药最恰。

处方

生黄芪 15g	知母 10g	桔梗 10g	柴胡 6g
升麻 6g	全瓜蒌 30g	薤白 10g	清半夏 10g
当归 10g	阿胶 10g（烊）	炙甘草 6g	牛蒡子 10g
白及 10g	蒲公英 30g		

7 剂，水煎服，日 1 剂。

二诊：2020 年 6 月 20 日。

服药当日下利，日十余次，无腹痛不适，3 日后拔管。7 剂药后复诊，破裂处已愈合，症见活动时气短加重，腹胀，不欲饮食，脚面浮肿，平躺下咳嗽有痰，坐起后缓解，痰色白，喜热水，嘴唇干燥，小便次数多，尿热烫，小便淡黄，梦多，易烦躁，易忘事，怕热，手足心热，稍活动后大汗淋漓，胃胀满，有气从腹部上冲，下腹部按之硬满。既往肺结核病史。

本无泻药，药后腹泻，患者无所苦，与《伤寒论》第 278 条"伤寒脉浮而缓，手足自温者，系在太阴。太阴当发身黄，若小便自利者，不能发黄，至七八日，虽暴烦，下利日十余行，必自止，以脾家实，腐秽当去故也"颇为相似，应为投药后脾实邪却，痰饮从谷道而出，邪去而正气来复，故3口肺愈合而拔管。

现活动后气短，腹胀足肿，胃胀气冲，咳痰色白，病在太阴，胃虚内有痰饮；小便热烫，口唇干燥，烦躁，手足心热，阳明里热，小便热烫，多为湿热；仍属太阴阳明合病，正虚邪恋，上有痰饮，下有湿热。

治疗太阴病胃虚痰饮气滞，《金匮要略》载"《外台》茯苓饮，治心胸中有停痰宿水，自吐出水后，心胸间虚，气满不能食，消痰气，令能食"，本患腹泻，水饮下趋之后胃胀气满，不欲饮食，与原文颇类，茯苓饮也是太阴之方，非常切合；下焦湿热，取六一散易《外台》茯苓饮之茯苓。本诊为弟子接诊，可惜未记载舌脉，但从症状分析，方证辨证大体准确。

处方

陈皮 30g	枳实 10g	生姜 10g	北沙参 12g
炒白术 10g	白茅根 30g	滑石粉 10g	炙甘草 6g

7剂，水煎服，日1剂。

三诊：2020年9月26日。

6月20日药后，改服参苓白术膏至今。肺大泡破裂已愈，纳可，精神不错，面色较前红润，家人陪伴，步行来诊。仍足冷，舌胖淡，苔薄白，脉细。

苔薄脉细，邪气已去；足冷，舌胖而淡，正虚为主。

经前面治疗及将养，病情大为好转，但本虚尤著，中气仍弱。参苓白术膏既能补虚，又可祛湿，且药性平和，可以应用。

若以经方治疗，因现在太阴里虚为主，且无痰饮水湿之明显表现，可用建中汤类方。选小建中汤没有问题，但结合初诊用升陷汤之黄芪效果，黄芪建中汤可能更好，毕竟黄芪既可补脾，又能益肺，且善升举，且增黄芪之后补益力增强。

单纯补虚，是否还要兼顾痰饮？可以考虑，但不宜多用，毕竟临床表现无此指征。若加化痰饮之药，选择何药？当然能兼顾痰饮水湿者最好，如此则半夏一味比较恰当，痰饮水湿都可用它，且《金匮要略》载黄芪建中汤方后注提到疗肺虚损不足，补气加半夏三两，是否有补气之功不好说，但既然原文有此说法，也可为加半夏提供支持。

舌淡脉细，血亦不足，补血药仍仿首诊加当归，与黄芪合为当归补血汤。以上诸药均偏温补，患者形体偏瘦，既往多太阴阳明合病，单纯温补，是否会化热波及阳明？确实可虑。应当预为防变，加清热药，既能清热，又不苦寒碍胃，金银花、连翘之类似乎都可，且选金银花一味。

处方

生黄芪 15g	桂枝 10g	白芍 20g	炙甘草 6g
生姜 10g	大枣 10g	饴糖 45g	清半夏 10g
当归 10g	金银花 15g		

14 剂，水煎服，日 1 剂。

【按语】

气胸一病，西医多以抽气引流为治，剧者手术治疗，然其反复发作，颇为棘手。中医可辨证论治，培本扶正，优势明显。

本患者肺有宿疾，多次气胸，且引流、粘连效均不佳。尝试中医，从正邪两方面入手，经方与时方联用，顺应病患修复自身之趋势，故不泻而大便自泻，盖机体抗邪，自寻出路尔。

待肺愈拔管后，转以扶正为先，参苓白术培土生金，王道缓图，脾气复则水谷精微自能上归于肺，使肺体得养；自能和调五脏，洒陈六腑，则气胸何足虑哉？

再诊转以黄芪建中汤者，因素喜经方，且患者虚多邪少，黄芪建中汤治疗"虚劳里急，诸不足"，补虚力强，加当归者，既有《千金》内补当归建中汤之意，又有当归补血汤之能，合金银花，仿芪银三两三，兼制补药之燥性。加半夏者，诚因仲景言半夏疗肺虚损，补气也，尽管后世学者多有争论，但仲景无我欺，故亦步亦趋，一试何妨？

诗云:

连番气胸病乖张,引流插管注高糖。

瓜蒌薤白除痰饮,黄芪升麻举清阳。

下利脾实腐秽去,拔管肺复病体康。

时方经方珠联璧,妙在均自张家方。

刘某，女，53岁。

初诊：2015年7月1日。

主诉：喘息20年。

20年前产后感冒后喘息，反复发作，2015年2月当地医院查胸片提示：慢性支气管炎，肺气肿。心电图提示：T波异常。予吸入信必可，日两次，仍效不理想。

刻下：时有喉中哮鸣，痰少，质黏色白，心慌，肢颤，恶风寒，易嗳气泛酸，时脘胀，晚间额痛，纳食少，口和，眠安，大便2～3日1行，不干，小便少，舌胖淡苔腻，脉沉细。患者形体消瘦。

查：双肺散在干啰音，心率90次/分，律齐。肺功能：重度阻塞性通气功能障碍，支气管舒张试验阴性。

观患者形体消瘦，苔腻脉沉，喉中哮鸣，小便量少，内有痰饮可知。

结合脘胀、嗳气反酸，属太阴病。

恶风寒、肢体颤，兼有外证，属外邪里饮。

此外证到底是太阳病还是少阴病？

恶风寒，脉沉细，小便少，考虑少阴病。

故考虑少阴太阴合病，为"心下逆满，气上冲胸，起则头眩，脉沉紧，发汗则动经，身为振振摇"之苓桂术甘汤证，本患可见此方证很多表现，包括脘胀、反酸、嗳气、咳喘。

"心下悸，头眩，身瞤动，振振欲擗地"之真武汤证，患者也似有，且心悸、肢体震颤，很难区别是两个方证中的哪个。

既然辨为少阴太阴合病，真武汤更合适，姑且两方合用。

处方

黑顺片 10g　　生姜 15g　　　白芍 10g　　　茯苓 10g

炒白术 10g　　桂枝 10g　　　炙甘草 6g

7 剂，免煎颗粒，日 1 剂。

二诊：2015 年 7 月 8 日。

诉服药后症状明显减轻，偶有气喘，痰黏难出，仍心慌，恶风寒，肢颤已，大便隔日 1 行，量少，不干，无嗳气，无腹胀，额痛未作，近日中午复作，小便量增，纳食可，舌淡苔薄腻，脉沉细弦。

服药症显减，方证对应，效不更方。

前方 14 剂，免煎颗粒，日 1 剂。嘱信必可逐渐减量。

三诊：2015 年 7 月 20 日。

本周共吸信必可 3 次，无咳喘，脘胀，喷嚏，腰痛，大便隔日 1 行，初头硬，时欲小便，舌淡暗苔薄，脉沉细滑。

病情稳定，继续守方。

喷嚏腰痛，当责外证，加麻黄、细辛合方中附子，合为麻黄附子细辛汤以解外。

前方加炙麻黄 6g，细辛 3g。

14 剂，免煎颗粒，日 1 剂。

后抄方服药半年余，病情一直稳定。后改用金匮肾气丸善后。

【按语】

患者系唐山老乡，既往哮喘吸入激素无法控制，经加服中药治疗后信必可量减至每周吸 3 次，病情稳定，后每次都是儿子来抄方，本案显示中药在治疗哮喘方面有独到之处。

本患初诊方证辨证，苓桂术甘汤证与真武汤证很难分辨，二方都针对外邪里饮，都可以出现水颤证，十分相似，但苓桂术甘汤证病在中焦，真武汤证病在下焦，有病位与病势轻重的不同。当时采用了两方合用的方法，服药效果良好。若单纯用苓桂术甘汤，则属于太阳太阴合病，合用真武汤后则属于少阴太阴合病，都属外邪里饮，但有表阳证与表阴证的不同，根据患者脉沉细，病史久，从少阴太阴论治当更为贴切。

第十一节
肺癌走路靠人扶，经方一周能散步
——肺癌胸水案

于某，男，37岁。

初诊：2018年12月18日。

主诉：发现肺癌半年。

5月因胃脘不适于当地医院体检发现胸水，住威海市立医院，经检查诊断为肺癌，胸腔镜病理诊断为腺癌，未行放化疗治疗。乳山一基层医师曾跟笔者学习，一直在其处服用中药，曾服十枣汤攻逐胸水，近4天口服吉非替尼，复查肿瘤较前增大，该医生觉治疗棘手，遂微信联系，建议北京就诊于余。来时家人陪伴，被家属搀扶走入诊室。

刻下：左侧胸满，不咳，少痰，大便不成形，面色萎黄，形体消瘦，知饥纳少，疲乏无力，语声低微，胸部有胸水引流管及引流袋，眠可，日服吗啡两片止痛。舌暗苔薄，脉虚弦。

2018年12月10日肺CT：左肺中心型肺癌并肺不张，左侧部分肋骨及胸椎转移。右肺不除外转移，双侧胸腔及心包大量积液。

肿瘤消耗气血，十枣汤逐水而伤津，西药损伤胃气，谷不入，半日则气衰。

脉虚而弦，正虚而有饮。

舌暗苔薄，血滞而邪不盛。

病属虚劳，病在太阴，气血不足，水饮内停，血滞邪微，胃气已弱，大补恐非能受，故以薯蓣丸最恰，该方治疗虚劳诸不足，能益气养血，滋阴助阳，又能化饮除湿，调和营卫，加白花蛇舌草清热解毒。

处方

山药 30g	大枣 20g	炙甘草 20g	干姜 3g
白蔹 2g	桔梗 5g	茯苓 5g	柴胡 5g
人参 7g	阿胶 7g（烊化）	川芎 6g	白芍 6g
杏仁 6g	防风 6g	麦冬 6g	炒白术 6g
大豆黄卷 10g	生地黄 10g	焦神曲 10g	桂枝 10g
当归 10g	白花蛇舌草 30g		

7 剂，水煎服，日 1 剂，早晚分两次服。

二诊：2019 年 1 月 8 日（远程视频）。

服药后体力明显改善，面色红润，自己在客厅散步，声音洪亮，与一周前就诊判若两人。饮食、二便均好，唯大便偏软，既往腹胀明显，现已缓解，胸水引流管已于 1 日顺利拔除。未见明显不适。舌淡暗苔薄，脉未查。

视频所见疗效惊奇，正气渐充，效不更方，加生薏苡仁以除湿止痛。

前方加生薏苡仁 15g。

14 剂，水煎服，日 1 剂，早晚分两次服。

三诊：2019 年 1 月 22 日（远程视频）。

走路时左侧胸紧麻木，久行后背肩胛骨两侧略沉，上身起红疹，瘙痒，偶有黄痰，引流管已拔除半月，无胸闷憋气，眠安，纳食改善，体力增加，舌淡暗，苔薄黄，脉未查。

效不更方。

2018 年 12 月 28 日方。

21 剂，水煎服，日 1 剂。

【按语】

薯蓣丸治疗肿瘤放化疗后屡有报道，这是笔者第一次用该方治疗肿瘤患者，首诊时看见如此年轻的男士，要靠家人搀扶走路，精神很差，虽未放化疗，但确属虚劳之证，急宜扶正为主，以丸改汤药，按原方剂量配比，药味虽多，但剂量很小，效果如何，心无底数。不料 1 周后视频诊病，看患者精神大好，对治疗非常满意，推荐来诊的基层医师微信连赞辨证非常准确，药后患者食欲提高，睡眠改善。

薯蓣丸方药性平和，以补为主，兼有清热。方中含有八珍汤气血双补，又有桂枝汤成分内和脾胃，外调营卫，又含炙甘草汤之意益气养阴，含苓桂术甘汤化气利水，重用山药且以其为方名，平补气阴。此法对后世张锡纯善用山药补益大有启发。张锡纯谓山药色白入肺，味甘归脾，液浓益肾，一味药物而补益多脏，且药性平和。

《金匮要略》论及本方原文为"虚劳诸不足，风气百疾"，呼吸疾病多与风气相关，因此本方在呼吸疾病中很有用武之地。后来笔者在治疗慢阻肺、哮喘等稳定期时改丸为膏，做成薯蓣膏，对改善患者症状、减少急性发作次数也有明显效果。

患儿李，女，1岁。

初诊：2016年3月17日。

主诉：反复发热40天。

患儿自2016年2月4日起无明显诱因出现发热，体温最高39.5℃，伴腹泻，3次每天，黄绿色糊状便，于青岛市立医院查血常规示：WBC 5.06×10^9/L，NE 53.5%，LY 27.1%，HGB 101g/L。无咳嗽、呕吐，无畏寒、寒战，无皮疹，考虑胃肠型感冒，予施保利口服液、退热药，体温降至正常。

2月6日复发热，体温38.5℃～39.5℃，腹泻加重，伴呕吐，于青岛市城阳区人民医院查大便常规示：轮状病毒阳性。考虑轮状病毒性肠炎，予炎琥宁抗病毒、头孢美唑钠抗感染、对症补液等治疗，输液过程中出现全身皮肤散在红色丘疹，高出皮面，压之褪色，急停药后转至山东大学齐鲁医院青岛分院治疗，仍发热，体温最高40℃，腹泻好转，1次每天，质稀，口唇干燥，咽充血，双扁桃体Ⅱ度肿大，复查血常规：WBC 14.43×10^9/L，NE 60.6%，LY 28.2%，HGB 112g/L，CRP 26.1mg/L。腹部超声见肠系膜淋巴结肿大，诊为发热原因待查，急性上呼吸道感染？轮状病毒感染？轻度贫血。给予阿糖腺苷、头孢美唑钠等抗病毒、抗感染治疗，发热不退，皮疹不消，瘙痒。

于2月10日转至青岛妇女儿童医院治疗。复查血常规：WBC 15.60×10^9/L，NE 68.9%，LY 23.7%，HGB 112g/L，PLT 210×10^9/L；CRP 74.6mg/L；血

沉 48mm/h。EBV 抗体谱未见异常；呼吸道病原 9 项：肺炎支原体 IgM 阳性，副流感病毒 IgM 阳性；肺部 CT 示：支气管肺炎，双肺上叶、左肺舌叶及下叶散见条片状密度增高影；腹部立位片：中腹部肠管内多个小液平影。考虑为脓毒症，川崎病？支原体肺炎，贫血。

在院期间 WBC（15.60～23.90）×10^9/L，CRP（13.02～192）mg/L，HGB 最低 83g/L，予甲泼尼龙 2mg/（kg·d）（按期减停）抗炎，丙种球蛋白 2g/kg 调节免疫，阿司匹林 5mg/kg 抗血小板聚集，头孢噻肟、利奈唑胺、美罗培南、阿奇霉素抗感染。输液过程中皮疹加重，仍每日发热 1～2 次，最高 39.1℃，腹泻再次加重，水样便，味酸臭，每天 7～10 次。

患者于 2 月 24 日再转至首都医科大学附属北京儿童医院治疗。查体见面部红疹较多，咽充血，双扁桃体Ⅰ度肿大，颈部触及花生大小淋巴结，双肺呼吸音粗。复查大便常规示：轮状病毒阴性，脂肪球阳性；麻疹抗体阴性，诊为发热皮疹待查，结缔组织病？败血症？血液系统恶性病？迁延性腹泻，中度贫血。予夫西地酸、西替利嗪抗过敏，蒙脱石散、常乐康对症止泻，皮疹、腹泻好转，仍每日发热 2～3 次，3 月 3 日出现咳嗽，有痰难咳，复查肺 CT 提示两肺散在实质病变，加用雾化吸痰。

3 月 5 日出现全身红色丘疹，停夫西地酸，更换抗生素为克林霉素，3 月 13 日、16 日再发全身皮疹，仍发热，体温 37.8℃～39.8℃，家属要求出院，3 月 17 日前来就诊。患儿来诊时仍发热，最高 39.5℃，下午体温身高前恶寒，前胸、后背、面部红色皮疹，高于皮面，瘙痒，咳嗽，流清涕，恶心，纳食尚可，大便糊状，2～3 次每天，小便可，舌淡红，舌苔因患儿哭闹未查，脉细。

《伤寒论》云："病有发热恶寒者，发于阳也。"患儿发热恶寒，仍属阳证。

身起皮疹，流清涕，太阳病。

往来寒热，恶心，少阳病。

高热汗出，疹色红赤，阳明病。

大便不成形，考虑夹湿。

六经辨证属三阳合病、少阳病小柴胡汤证无疑，阳明病无腑实之象，仅是内热，予石膏一味即可。

太阳病选何方呢？既有下利，又有外证，葛根汤似乎为宜，但患者有汗出，有皮疹。时方中解外善治皮疹者，荆防败毒散常用，且该方能化湿升阳止泻，药性平和，对患儿当为贴切。故予荆防败毒散合小柴胡加石膏汤，原方以有茯苓健脾，去生姜、大枣，加蝉蜕透疹。

处方

太子参 10g	茯苓 10g	桔梗 6g	炒枳壳 6g
荆芥 6g	防风 6g	炙甘草 5g	羌活 5g
独活 5g	柴胡 12g	黄芩 6g	前胡 6g
姜半夏 6g	生石膏 20g	蝉蜕 3g	

5 剂，免煎颗粒，1 袋，3 次 / 天（每天 1 剂半）。

二诊：2016 年 3 月 21 日。

服药当天体温 37.8℃～38.4℃，未再上升，服药第 2 剂热退，第 2 天最高体温 36.8℃，后一直未发热，既往外阴部破溃 1 周余，小便黄，大便正常，昨晚时惊醒、矢气频，咳减，流涕减少，唯足部仍有皮疹，余处疹退，纳佳，夜间汗多，舌淡红，苔薄，脉细。

热退诸症均减，辨证处方准确。

仍从前法，外阴溃破，矢气频，内有湿热，脾胃运化无力，前方去独活，加淡竹叶、焦神曲以清热除烦，利尿消导。

前方去独活，加淡竹叶 6g，焦神曲 10g。

5 剂，免煎颗粒，日 1 剂，分两次服。

三诊：2016 年 3 月 26 日。

5 天后电话告知热未再起，皮疹已完全消退，咳嗽、流涕均无大便好转，1 次每天，遂照二诊药方带药 4 剂回家。

不想途中因受风再次发热，体温 38.5℃，未见皮疹。因路途遥远，只得暂嘱仍服所带之药，调摄饮食起居，密切观察。2 剂后热退，无咳嗽流涕，大便糊状，嘱将息起居，未再开方服药。

2016 年 3 月 30 日又因接触其他感冒患者而发热复起，最高 39.1℃，自服清开灵、板蓝根无效，昼夜均盗汗，汗出较多，不恶风冷，无咳嗽流涕、恶心呕吐，前胸、后背又散见红色丘疹（较前发作时少），瘙痒，夜间惊醒啼哭，纳可，喜揉眼、眨眼，大便稀。照片见舌淡红、苔薄白。弟子仍以前方稍做加减：

太子参 10g	茯苓 10g	桔梗 6g	炒枳壳 6g
荆芥 6g	防风 6g	炙甘草 6g	羌活 8g
柴胡 12g	黄芩 6g	薄荷 6g	生石膏 20g
蝉蜕 3g	升麻 4g	淡竹叶 4g	

4 剂，1 日 1 剂，分 2 次服。

于当地医院抓药服用。服药后告知服完第 1 剂体温即降至 37.1℃，后未再发热，余症均减，4 剂后诸症均平。再嘱调摄生活起居，电话随访 1 个月未复发，至 2016 年 8 月未再有高热皮疹情况。

【按语】

患儿之母亲是笔者一个在读硕士姐姐的同学，因辗转治疗一月余仍发热不退，无奈求助中医治疗，由学生介绍来诊。患儿刚刚 1 岁多，症状皆从家人问得，就诊时啼哭不止，方知儿科确为哑科。但观患儿啼哭声大，周身起疹，且得知饮食基本正常，顿觉心中有底。说明患儿虽然高热一月有余，迭经各种西药治疗，但正气尚盛，胃气尚在，身起皮疹，提示仍欲抗邪出表。

从六经辨证，三阳合病无疑，但即便三阳合病，迁延一月不退，非常少见，必兼他经病变，或兼夹其他邪气。

患儿大便稀溏，且发病之初，呕吐腹泻，内有水湿。因水湿内停，西药补液、抗生素治疗才一直未能取效。至此辨证已明，三阳合病夹湿。

方药选择，稍觉踌躇，因发热、皮疹、腹泻，经方葛根汤当为首选，但毕竟汗出，且内有麻黄，稍有不决。而另一时方荆防败毒散也是治疗发热、腹泻名方。且其一，该方发散外邪，药性平和，对此患儿较为稳妥；其二，荆芥、防风擅治皮疹瘙痒，荆防败毒散常用治皮科疾病；其三，该方化湿力强，不独有茯苓、甘草健脾利湿，且有荆芥、防风、羌活、独活风药胜湿，对本患三阳合病夹湿正为合适；其四，钱乙《小儿药证直诀》中用人参败毒散治疗小儿腹泻，荆防败毒散合小柴胡汤中人参，即含人参败毒散；其五，此患儿初感病毒，后经用大量西药，定有药物毒，身起皮疹，未尝不是药物毒外发之反应，而荆防败毒散方名败毒，必是解毒力强，医者意也。当时辨证时头脑中大约想了这些理由，之后坚定地开出了荆防败毒散合小柴胡加石膏汤，不想服药热退而诸症均减，家长欣喜万分，后以此方进退而获痊。

介绍来诊学生当日因值班未现场侍诊，后从师弟处得知处方后曾问："曾想老师当用经方，缘何开出荆防败毒散？"答曰："荆防败毒散，既可透表发疹，又能升阳祛湿，喻昌曾言此方逆流挽舟，可止下利，一方多用，对此患儿最恰。"

第十三节
更方一味效迥异，六经辨证须精细
——慢性咳嗽十月案

尹某，女，19 岁。

初诊：2016 年 7 月 25 日。

主诉：咳嗽 10 个月。

患者于去年 11 月始咳嗽，于朝阳医院行肺 CT、肺功能、FeNO、超声心动图检查，诊为过敏性咳嗽，予阿斯美、顺尔宁口服。有痰，咳嗽间断发作。

现服孟鲁斯特钠，仍咳嗽、白痰，晨起咳剧，白痰量多质黏，流涕，咽痒，大便正常，小便可。口干晨苦。月经不准，平素畏寒。舌淡红，苔薄，脉沉弦。

流涕畏寒，太阳病。

痰白量多，太阴里饮。

口干痰黏，阳明里热。

咽痒口苦，少阳证具。

辨为太阳太阴阳明少阳合病。予小青龙加石膏汤合小柴胡汤，加桔梗利咽化痰。

处方

炙麻黄 6g	桂枝 10g	白芍 10g	干姜 6g
细辛 3g	五味子 15g	清半夏 15g	炙甘草 6g
柴胡 12g	黄芩 10g	生石膏 20g	桔梗 10g

7 剂，免煎颗粒，日 1 剂。

二诊： 2016 年 8 月 1 日。

病情无变化，晨起咳嗽，白痰量多，质黏，咳时流涕，大便正常，遇冷易腹泻，口苦。舌淡红，苔薄，脉沉细滑。

服药一周而症不减，方证不准。

细观痰白腹泻，太阴里饮，口苦，少阳见证，痰黏，阳明里热，均应无错。

唯流涕畏寒，结合脉沉细，当属少阴表证，而非太阳表证。

少阴表证，前方可加附片。

前方加炮附片 6g。

7 剂，免煎颗粒，日 1 剂。

三诊： 2016 年 8 月 8 日。

病情改善，既往晨起咳 20～30 分钟，现咳 1～2 声，痰量近无，1～2 口，上周三后病情明显减轻，大便正常，口干苦。舌胖淡红，苔薄，脉左沉细，右沉弦。

病情大减，说明方证对应。

口干苦，少阳证存。

脉沉，且一侧偏弦，痰饮未尽，效不更方。

前方 7 剂，免煎颗粒，日 1 剂。

后复诊咳嗽、咳痰缓解。

【按语】

本患初诊六经辨证觉应无问题，当时开方也蛮有把握，不想服药一周而症状没有变化，肯定是辨证出了问题，但再经辨证，辨为少阳阳明太阴合病没有问题，唯独从畏寒、脉沉来看，当为少阴而非太阳，故二诊增炮附片一味，不期一周后咳嗽、咳痰大减，再近一周而症状消失，前后处方仅一味附子之差，疗效大相径庭。

此患者非是方证有误，而是六经辨证不准，表证中的阴阳没有分清，误将少阴病当成了太阳病，确实有时候二者区别起来不是很容易，即便脉沉，也可以在小青龙汤证中见到，如何才能准确辨别？个人觉得主要从怕冷程度、患者有无严重疲乏以及脉象沉细甚至沉弱或者尺脉沉弱等加以区分，当然有时实在辨别不清，初以小青龙汤效果不佳，再增附片也是临床常见之法。

因青龙汤中有半夏，若再加附子，两药为反药，也可以加补骨脂、淫羊藿之类代替附子，也有效，但个人体会，还是附子效果更好，其实《伤寒杂病论》中附子与半夏同用不止一方，笔者没有遇到二药合用出现不良事件的案例。

第十四节
古本经方可参合，邪热外散止顽咳
——间质性肺病咳嗽两年案

冯某，男，81岁。

初诊： 2016年3月28日。

主诉：咳嗽两年。

患者两年前开始咳嗽，于北大医院查胸片，肺功能正常，后行肺部CT检查，诊为间质性肺病，服用中西药物乏效，现咳嗽，干咳无痰，咳嗽无规律，形体消瘦，口干，纳食差，大便干、2～3日1行，小便尚可，入睡困难。舌暗红，有裂纹，苔薄，脉细关滑。

口干便干，阳明有热。

舌红有裂，脉细，且形体消瘦，考虑津血不足。

无口苦咽痒，非少阳病。

无身痛恶寒，无太阳病。

病位在里，为阳明虚热证。

喻氏清燥救肺汤既可清虚热，又可润肠通便，补津血；百合地黄汤养津血，清虚热，安神润肠，且患者舌暗，内有瘀血，地黄可逐血痹，也觉适宜，两方合用。

处方

桑叶 12g	生石膏 20g	杏仁 10g	炙甘草 6g
阿胶 10g	炙枇杷叶 10g	火麻仁 15g	麦冬 15g
党参 10g	百合 30g	生地黄 30g	

14剂，免煎颗粒，日1剂。

二诊： 2016 年 4 月 25 日。

病情无变化，仍咳嗽，咽痒，现饮热水可缓解，无痰，大便 2～3 日 1 行，纳可，口干，舌暗，苔薄有裂纹，脉细弦。

两周病无变化，考虑方证不准。

细问咽痒，津血不足，改以麦门冬汤，因"火逆上气，咽喉不利"，且补气阴。

粳米以山药代替，加牛蒡子，利咽，且与山药相配，张锡纯经验称二药善定喘嗽。加钩藤与牛蒡相伍，散内外之风。合泻白散清虚热。

处方

麦门冬 45g	清半夏 10g	党参 10g	大枣 10g
炙甘草 6g	山药 15g	当归 10g	桑白皮 10g
地骨皮 10g	炒牛蒡子 10g	钩藤 12g	

14 剂，免煎颗粒，日 1 剂。

三诊： 2016 年 6 月 6 日。

仍咳嗽，无痰，咽痒，大便 2～3 日 1 行，不干，纳少，口干不苦，失眠，舌暗红，苔薄有裂，脉细弦。

咳嗽无减，大便仍难，方证仍然不准。

六经辨证仍为阳明虚热证，经治疗热无显减，前两次标本兼顾，疗效不佳。

咽痒既可因虚热，又可因外邪，转以祛邪为主，"诸逆冲上，皆属于火"，兼顾外邪，考虑太阳阳明合病。

麻杏石甘汤解外而清里，合连芩栀丹芍汤苦寒清热。因患者舌暗红，考虑血分有热，此当是连芩栀丹芍汤之所长。

处方

黄连 6g	黄芩 10g	牡丹皮 10g	炒山栀 10g
白芍 10g	炙甘草 6g	炙麻黄 6g	苦杏仁 10g
生石膏 30g			

14 剂，免煎颗粒，日 1 剂。

四诊：2016 年 8 月 1 日。

服前方咳嗽明显减轻，后一直抄方治疗，现咳嗽减六七分，眠差，口干。舌暗有裂，苔薄，脉沉弦。

服药症愈过半，方证辨证基本对应。

仍口干眠差，但舌质不红，加百合养阴安神，仿范文甫经验，配合苏叶安神，且苏叶防止过于寒凉碍胃。

前方加百合 15g，苏叶 6g。

14 剂，免煎颗粒，日 1 剂。

五诊：2016 年 9 月 19 日。

上个月基本不咳，近两日复轻咳嗽，无痰，大便正常，咽痒，流涕，口干，小便可。舌暗苔薄，脉浮弦。

流涕脉浮，有太阳表证。

咽痒，少阳病。

口干，阳明里热。

脉弦，流涕，考虑太阴水饮。

"咳而脉浮者，厚朴麻黄汤主之"，方用厚朴麻黄汤合小柴胡汤。

舌暗有瘀血，加当归化瘀止咳。

处方

厚朴 15g	炙麻黄 6g	杏仁 10g	五味子 15g
干姜 6g	细辛 3g	生石膏 30g	柴胡 12g
黄芩 10g	清半夏 10g	怀山药 15g	当归 10g

7 剂，免煎颗粒，日 1 剂。

【按语】

临床上，间质性肺病咳嗽不易缓解，治疗棘手，本案患者已咳嗽两年，服多种中西药物仍无效。在笔者门诊先后用清燥救肺汤合百合地黄汤、麦门冬汤合泻白散治疗 1 个月无效，后依据舌质暗红，考虑血分有热，遂换用芩杏石甘汤合连芩栀丹芍汤，服药后咳嗽明显减轻，表明方证相应。后来其子单独前来抄方 3 次，患者一直病情平稳。

连芩栀丹芍汤及芩杏石甘汤均出自《桂林古本伤寒杂病论·温病脉证并治第六》，有"病温，头痛，面赤，发热，手足拘急，脉浮弦而数，名曰风温，黄连黄芩栀子牡丹芍药汤主之"，及"病温，口渴，咳嗽，衄不止，脉浮而数大，此温邪乘肺也，黄芩石膏杏子甘草汤主之"，直接论及芩杏石甘汤所治病温，可以症见咳嗽。

分析二方，芩杏石甘汤与麻杏石甘汤之区别在于将麻黄换为黄芩，减少了解表之力，却增加了清里之能。而连芩栀丹芍汤中黄连、黄芩、栀子，清气分之热强，牡丹皮、白芍善走血分，故本方既能清气分之热，又可解血分之热。从脏腑而言，黄芩、黄连、石膏善清肺胃之热，黄芩、牡丹皮、栀子又可清肝利胆，因此，芩杏石甘汤合连芩栀丹芍汤可清肝泻肺、清气凉血。

至于本患是否有外证，临床表现不明显，但内有郁热，确容易招致外邪，风火相扇。麻黄在《神农本草经》上述其功效为"去邪热气"，一些学者认为麻杏石甘汤是治疗太阳温病之方，故本案将麻杏石甘汤、芩杏石甘汤、连芩栀丹芍汤合方应用，内清外散，使邪热速去，咳嗽因此缓解。

第十五节
咳嗽咳痰后背热，痰饮水湿谁之过
——支气管扩张咳嗽背热案

刘某，男，45岁。

初诊：2015年6月4日。

主诉：咳嗽、咯血间断发作15年。

既往支气管扩张病史15年，间断咳嗽咳痰、咯血，曾用中西药治疗，来诊时咳嗽，咳白色泡沫痰，微黄，质黏，口干，后背热，纳食可，便溏，小便可。形体适中，面色萎黄。既往后背热10年。舌淡暗苔薄，脉沉弦滑。

面色萎黄，中焦虚弱。痰白泡沫样，便溏，脉弦滑，皆水饮之象。

但据《金匮要略》中云"心下有留饮，其人背寒冷如手大"，应为背寒冷，而此患者后背热，当作何解？

观其舌脉症均属饮邪，背热者，当为饮郁化热之象。

何以明之？痰黏、微黄、口干是其明证。

六经辨证当属太阴阳明合病。

太阴病选方苓甘五味姜辛夏汤。

饮郁化热，加桑白皮清热利水。

因患者支气管扩张，易化热咯血，改干姜为炮姜，既能温中化饮，又防过于温燥动血，且炮姜有止血之能。

处方

茯苓 12g	炙甘草 6g	五味子 15g	炮姜 6g
细辛 3g	清半夏 15g	桑白皮 30g	

7剂，免煎颗粒，日1剂。

二诊：2015 年 6 月 11 日。

痰量减少，痰易咳出，色白质黏，痰出气畅，大便溏，下肢凉。后背热好转，舌淡暗苔滑，脉沉弦滑。

服药症退，后背热亦随之减轻，证明辨证准确。

效不更方，黄痰已无，热象减，大便仍溏，改炮姜为干姜，增强温中之力。

前方去炮姜，改干姜 6g。

14 剂，免煎颗粒，日 1 剂。

三诊：2015 年 7 月 2 日。

服药后痰量明显减少，后背热消失。停药 4 天，痰量复有增，白色泡沫样，大便较前成形。舌暗苔薄，脉沉弦。

症状基本消退，停药复发，仍需用药巩固。

前方改干姜 10g。

14 剂，免煎颗粒，日 1 剂。

【按语】

支气管扩张症多从痰热辨治，但有一些患者确实是白色泡沫稀痰，仍要从寒饮论治。

本患的另一个问题就是水饮是阴证，应后背冷，但患者后背热 10 年，从饮郁化热角度治疗，收到了良好的效果，提示后背热也是水饮的另一种外在表现。后来又碰到一例肺纤维化患者后背热，从水饮化热以及瘀血、阳明病角度治疗效果均不理想，中医临证面临诸多复杂问题，还需要努力探索。

刘某，女，2岁。

初诊： 2016年2月1日。

主诉： 咳嗽10天。

患者由其母带到门诊就诊，其母诉10天前始发咳嗽，呕吐腹泻，无发热，于某中医院儿科就诊，予复方消涕灵胶囊、止咳泡腾片等效果不佳，经本院医生介绍来诊。

现仍咳嗽，进食、咳嗽剧烈则呕吐，呕吐物为痰液及胃内容物，流涕，青黄相间，大便不成形，不欲饮食，口干不苦，查患儿面色青黄，表情淡漠，查其舌淡红，苔薄腻，脉浮滑。

观其苔腻脉滑，呕吐便溏，考虑为太阴痰饮之象。

而流涕脉浮，太阳表证依然存在。

病属太阳太阴合病，因思《伤寒论》"中风发热，六七日不解而烦，有表里证，渴欲饮水，水入则吐者，名曰水逆，五苓散主之"，此患者表里证具，进食咳嗽则呕吐，且伴口干，考虑五苓散证确。

而涕兼夹黄色，不欲饮食，且喜呕，似有少阳之证，遂合小柴胡汤，加焦神曲以消导。

处方

茯苓10g	猪苓10g	泽泻15g	桂枝6g
炒白术10g	柴胡10g	黄芩10g	清半夏10g
生姜10g	大枣10g	党参6g	炙甘草6g
焦神曲10g			

3 剂，水煎服，日 1 剂，嘱不适随诊。

二诊：2016 年 2 月 17 日。

患儿家长带患儿复诊，进门即令患儿鞠躬致谢，诉上方服 1 剂症减，3 剂愈大半，再抄方 4 剂而诸症悉愈。今日特来致谢，并寻中药调理，现无不适，从小左眼遇风易流泪，前半夜喜俯卧位入睡，纳食佳，大便略干。舌淡红，苔薄，脉滑。

遇风流泪，仍为外邪里饮之象。

背为阳，喜俯卧入睡，内有郁热之征。

处五苓散加生石膏。

处方

茯苓 10g	猪苓 10g	泽泻 15g	桂枝 10g
炒白术 10g	生石膏 15g		

3 剂，水煎服，日 1 剂。

【按语】

小儿患者多为介绍就诊，因临近春节，患儿家长非常着急，听朋友介绍来诊。

儿童呕吐、腹泻，五苓散是常用方，多因饮食不节所致。呕吐也常因少阳病引起，本患少阳证不多，是否单纯应用五苓散也可解决，不敢定论。但两方合用，1 剂症减，3 剂而愈大半，辨证基本准确。

五苓散证六经归属于太阳太阴当无问题，因本方证一个主要见症为口渴，且方中泽泻量最大，冯世纶老师将其归为太阳太阴阳明之方，若将口渴从水饮不化津液论，将本方归于太阳太阴亦可。

儿童伤食有多种表现，有表现为食积，有表现为湿热，有表现为痰，有表现为饮。本患儿表现为饮证，虽然没有典型的小便不利，但以其呕吐、口渴、脉浮苔腻，仍可辨出。对于痰饮水湿，西药抗生素均缺乏疗效，如治疗不得当，甚至容易引邪入里，而采用中药往往效如桴鼓。

卢某，女，32岁。

初诊：2020年12月25日。

主诉：咳嗽5天。

上午微信求诊。阵发性剧烈咳嗽，平卧为重，初起两天有痰，他医予服中药小柴胡汤加射干、桔梗、牛蒡、薄荷之属，合用西药阿奇霉素，痰消而咳嗽依旧，且出现气促，咽喉不痒，自觉气逆上冲则咳，平素口干，无口苦，咳剧遗尿，大便溏。自诉数年前小产一个月后游泳，次日即发咳嗽，自此每逢受凉则剧咳，服用两种抗生素亦无效，舌淡苔滑。

微信无脉可凭，从症舌辨证。年轻女患，咳嗽反复发作，再发5天，阵发作咳，未诉咽痒，观前医选用牛蒡、射干、桔梗、薄荷之品，其时必有咽喉不利，故仍属少阳。

便溏遗尿，舌苔水滑，内有饮邪，属少阳夹饮。

据仲景法，咳者，小柴胡汤去人参、生姜、大枣，加干姜、五味子，渴者去半夏加瓜蒌根，小便不利，去黄芩加茯苓。

微信处方

柴胡 24g	茯苓 12g	天花粉 12g	干姜 6g
五味子 15g	炙甘草 6g		

5剂，免煎颗粒，日1剂。

二诊：2020年12月26日。

次日中午微信告知，服1剂而咳嗽大减，病去九成，并于朋友圈晒图称赞疗效。嘱继续服药。

三诊：2021年1月3日。

微信诉，服5剂药后咳嗽愈，唯吃饼干时或吹风时咳一下，嘱生姜汁兑白蜜少服善后。

【按语】

本患少阳证不著，无口苦咽干，无默默不欲饮食，但据曾经小柴胡汤治疗，现咳逆气促，无表证，考虑仍从少阳而来，故以小柴胡汤遵仲景法加减，不期一剂中鹄，病去九分，患者拍手。

前医虽亦以小柴胡汤进退，然合板蓝根、牛蒡子、胆南星等诸多清热之品，加之西药阿奇霉素，药过寒凉，热减而饮剧，邪未得散，转甚气促。

病痰饮者，温药和之，遵仲景法与干姜、五味子、茯苓之类化饮止咳，以柴胡、甘草之类和解少阳，病势逆转。小方速效，医圣功莫大焉！诗以记。

> 一妇咳嗽频，口渴气上奔。
>
> 延医与柴胡，清热加蓝根。
>
> 不效合阿奇，气促尿难禁。
>
> 小方姜苓味，一剂转乾坤。
>
> 久咳多痰饮，治肺不远温。

刘某，男，40岁。

初诊： 2022年2月5日。

主诉： 咳嗽20天。

山东济宁一中医师微信咨询，诉咳嗽半个月一直不好，请余指导。

20天前，咽喉痛，音哑甚，服用半夏散及汤合诃子汤，咽痛去，开始咳嗽，无痰，阵阵咽痒，好像有气顶似的，夜间严重，服用甘草干姜汤合茯苓杏仁甘草汤合茯苓甘草汤（成药），好转，夜里睡前咳一阵，醒后咳，睡着不咳。

现白天时不时咳一阵，有时深有时浅，但无痰，有时有黏沫，吃饱、情绪波动则加重，现又伴有头痛，两太阳穴重，时轻时重，食欲差，大小便可，乏力，平素有鼻炎、咽炎，近来吃素8个月。平素情绪紧张，有时头痛，一般第二天就好。微信舌苔象：舌尖红，苔薄白腻。

2月6日晨起看到微信后，凭微信信息辨证如下：

初始咽痛，后咽痒作咳，病在少阳。情绪波动、阵发作咳、偏侧头痛，食欲差皆属少阳证。

舌尖红，上焦有热，苔白腻，有黏沫，饱食咳重，仍有痰饮。

少阳病当选小柴胡汤，痰饮选何方？

虽然微信信息不全，也没有细问咳痰的部位等，但从其初期症状咽痛、暗哑，则痰饮仍偏于上，且量不多，仅有少量黏沫。可否直接用小柴胡汤方后注"咳者，去人参、生姜、大枣，加干姜、五味子"，用干姜、五味子化饮？

看既往曾用甘草干姜汤、茯苓杏仁甘草汤等，仍咳嗽、有黏沫，且舌苔偏腻，感觉单纯用小柴胡汤加减法把握不大。

既往鼻炎、咽炎，常为外邪里饮所致，尤其是咽炎，咽喉中常有分泌物，遇到寒冷、异味加重，表现为半夏厚朴汤证，故考虑本患为少阳太阴合病，选用小柴胡汤合半夏厚朴汤。

咽痒较重，阵发作咳，有冲逆感，依脏腑辨证而言，多有内风上扰，加薄荷、钩藤以平肝息风。

黏沫，加生石膏清热解凝。

处方

柴胡 12g	黄芩 10g	清半夏 10g	生姜 10g
大枣 10g	炙甘草 6g	党参 10g	厚朴 10g
苏叶 6g	茯苓 12g	薄荷 10g	生石膏 30g
钩藤 12g			

3 剂，水煎服，日 1 剂。

二诊： 2022 年 2 月 7 日。

开方次日晚间十点，微信回复：非常感谢张老师，我二十天的咳嗽，一剂药解决 90% 的咳嗽，头痛一点也没事了。

【按语】

患者自己为一基层医师，勤于学习。初始自己处方注意了痰饮一面，半夏散、甘草干姜汤、茯苓杏仁甘草汤等皆从水饮论治，有效但不著。究其原因，未辨少阳之故。少阳郁火，夹水饮上逆，攻冲作咳，单纯温化寒饮，病必不除。且《素问》云"诸逆冲上，皆属于火"，此患者阵发作咳，气逆明显，火热不除，气难肃降，故以柴朴汤化痰饮而清郁热，加石膏清饮郁之化热，降逆上之气火，故药投一剂而病去九分。

第十九节
咳嗽一年渐至喘，审症参机病豁然
——咳嗽变异性哮喘案

陈某，女，40岁。

初诊：2019年4月3日。

主诉：咳嗽1年。

1年前感冒后咳嗽，先后于朝阳医院、潞河医院就诊，肺功能气道激发试验（＋），胸CT未见异常，诊断为支气管哮喘，予吸入信必可、口服孟鲁斯特钠无效，后于通州服中药效亦不佳。

现咳嗽，咽部有蚁行感，夜间平卧为剧，昼间阵发作咳，晚间有痰鸣，痰咸，大口白沫样，口干口苦，大便日2次，成形，小便为咳嗽时遗尿，咳嗽影响睡眠。舌胖暗红，苔薄腻，脉细滑。形体偏丰，面色淡黄。

白沫样痰，且为大口，考虑寒饮，咳嗽遗尿，亦为广义之小便不利，结合苔腻、脉滑，考虑太阴病之水饮证。

咽部蚁行感结合口苦，病涉少阳。

口干，舌红，考虑阳明里热。

六经辨证当属太阴少阳阳明合病。

舌暗，脉细，血瘀血虚之象。

形体偏丰，面色淡黄，素体脾虚痰湿，一年前感受外邪，与里之湿饮相合，致咳逆上气，治疗失当，邪入半表半里，且饮郁化热。喉中痰鸣，咳逆，正是"咳而上气，喉中水鸡声"，虽无明显外证，可予射干麻黄汤，外证不著，改生姜为干姜，加强化饮之能。

少阳病小柴胡汤证无疑，因有小便不利，故仿仲景意，去黄芩加茯苓；

饮郁化热，加石膏。

血瘀血虚，一味当归既可养血，又能化瘀止咳。

咽部蚁行感，加桔梗利咽化痰止咳。

予射干麻黄汤合小柴胡汤加茯苓、桔梗、当归、生石膏。

处方

射干 10g	炙麻黄 10g	紫菀 10g	款冬花 10g
清半夏 10g	干姜 6g	大枣 10g	细辛 3g
五味子 15g	柴胡 12g	炙甘草 6g	生石膏 30g
当归 10g	茯苓 12g	桔梗 10g	

7 剂，免煎颗粒，日 1 剂。

二诊：2019 年 4 月 10 日。

白沫减少，痰咸，夜咳减，昼剧，阵发作咳，咽部蚁行感，痰鸣减少，大便日 2～3 次不成形，眠可，口苦，无咽干，舌暗红，苔薄腻，脉沉细。

白沫、痰鸣、夜咳减少，考虑部分对证。

仍阵发咳嗽、咽部蚁行感，且正值春季，考虑有风象，原因为风善行数变，故咳嗽阵发，突发突止。风胜则痒，故咽部蚁行感；春季多风。结合患者脉细，口干口苦，考虑津血不足，阴虚内热致风邪上扰。

苔腻脉沉，仍属痰饮。

口苦，少阳证仍在。

大便不成形，不除外药偏寒凉。痰鸣减，按既往经验，射干麻黄汤效后仍有痰结咽喉表现，多以半夏厚朴汤取效，故合半夏厚朴汤加强化饮之力；合过敏煎以息风，银柴胡以柴胡代替。

前方加厚朴 10g，苏叶 6g，防风 10g，乌梅 6g。

7 剂，免煎颗粒，日 1 剂。

三诊：2019 年 4 月 24 日。

白天咳减，夜间仍咳，痰鸣几止，咽堵，口干，舌干苦，大便成形，日 2～3 次，尿不净感，白沫少，咽部蚁行止。舌暗苔腻，脉沉细。

痰鸣几止，咽部蚁行感消失，方证基本对应。

咽堵，痰结咽喉，仍为半夏厚朴汤证。

痰鸣止、蚁行感消失，风象渐息，去乌梅加熟地黄以养精血。

前方去乌梅，加熟地黄 24g。

14 剂，免煎颗粒，日 1 剂。

四诊：2019 年 5 月 13 日。

近几日复咳嗽少痰，无痰鸣喘息，咽痒，无蚁行感，大便如前，尿较前改善，咽干，舌暗，苔薄腻，脉右浮细滑。

咳嗽右脉浮，外感之象。

咽痒咽干，仍有少阳病。

小便改善，水饮渐化。

舌干，里仍有热或水饮内停、津不上承。结合前面治疗过程，考虑内有热。

外邪里饮，太阳太阴少阳阳明合病。

太阳太阴阳明合病，是否还沿用前射干麻黄汤加石膏治疗呢？后考虑仲景明言"咳而脉浮者，厚朴麻黄汤主之"，厚朴麻黄汤证从六经而言正为太阳太阴阳明合病，且本患者现无喉中哮鸣，射干麻黄汤主治"咳而上气，喉中水鸡声"，即咳嗽见喉中痰鸣气喘之症最宜，故治以厚朴麻黄汤合小柴胡汤加桔梗、当归。

处方

厚朴 15g	炙麻黄 6g	杏仁 10g	生石膏 30g
干姜 6g	细辛 3g	五味子 15g	清半夏 10g
怀山药 15g	柴胡 12g	黄芩 10g	茯苓 12g
桔梗 10g	当归 10g		

7 剂，免煎颗粒，日 1 剂。

五诊： 2019 年 5 月 20 日。

咳嗽剧烈，痰白沫量中等，泡沫样，咽痒，大便正常，口舌干、苦，痰咸，小便不利，舌暗苔薄腻，脉细滑。

虽判断为复感外邪，处以厚朴麻黄汤，但症反增剧，考虑方证辨证有误。

脉已不浮，既往 4 月 10 日方治疗有效，诸症与 4 月 10 日来诊亦有相仿，再处 4 月 10 日之方。

处方

射干 10g	炙麻黄 10g	紫菀 10g	款冬花 10g
清半夏 10g	干姜 6g	大枣 10g	细辛 3g
五味子 15g	柴胡 12g	炙甘草 6g	生石膏 30g
当归 10g	茯苓 12g	桔梗 10g	厚朴 10g
苏叶 6g	防风 10g	乌梅 6g	

7 剂，免煎颗粒，日 1 剂。

六诊： 2019 年 5 月 27 日。

夜咳剧，遗尿，吐白沫，无哮鸣，咽痛，舌干，大便日 2～3 次，时溏，小便不尽，口苦，舌暗苔白腻，脉沉细弦。

病仍无起色，遗尿、吐白沫、苔白腻、小便不尽、大便时溏、脉沉弦，太阴病水饮证。

咽痛口苦，少阳病。

舌干，阳明里热。

太阴少阳阳明合病，此次因感受外邪加重，外邪牵动里饮，无喉中哮鸣，且前用射干麻黄汤合柴朴汤（小柴胡汤合半夏厚朴汤）无效，考虑仍为方证辨证有误，改以小青龙加石膏汤，仍合半夏厚朴汤增强化饮之力，小柴胡汤和解少阳。

处方

炙麻黄 6g	桂枝 10g	白芍 10g	干姜 10g

细辛 3g	五味子 15g	清半夏 10g	炙甘草 6g
柴胡 12g	茯苓 12g	生石膏 30g	当归 10g
桔梗 10g	厚朴 10g	苏叶 6g	黄芩 10g

7 剂，免煎颗粒，日 1 剂。

七诊： 2019 年 6 月 3 日。

咳嗽昼轻夜重，痰咸，仍为白沫，咳剧遗尿，舌干疼，口干苦，大便如前，小便不尽。舌暗苔腻，脉沉细。

病不稍减，患者咳嗽剧烈，夜间影响睡眠，若再不能用中药缓解，只能安排住院。

症状与前同，六经辨证为太阳太阴少阳阳明合病，小青龙加石膏汤、柴朴汤合方加桔梗、当归应无问题。

初始治疗到 4 月 24 日，病情一度改善，5 月 13 日考虑复感外邪，病情反复后先后用厚朴麻黄汤、射干麻黄汤、小青龙汤化痰饮均效果不佳，原因为何？

除非六经辨证是少阴而非太阴，或是太阴津血不足严重，当归、白芍、五味子力尚不足。

若考虑少阴，当于前方加附子，但患者口干苦，舌干疼，热象亦显。

本患用麻、桂等药物日久，有温燥伤津血之弊，且先从太阴津血不足入手，不效再考虑用附片温阳。

患者痰咸一直存在，痰咸一症，根据经方如何辨证没有参考，既往也有痰咸从火热治疗予小柴胡汤加石膏等随之缓解之案例，本患一直痰咸，柴胡剂加石膏等没有效果。从脏腑辨证，咸为肾之味，既往王孟英曾论及金水六君煎治疗时痰咸、脉细是其主要特点，姑且一试。

半夏厚朴汤证之咽喉痰堵不典型，故前方去厚朴，苏叶，加陈皮 10g，熟地黄 30g。

处方

| 炙麻黄 6g | 桂枝 10g | 白芍 10g | 干姜 10g |

细辛 3g	五味子 15g	清半夏 10g	炙甘草 6g
柴胡 12g	黄芩 10g	茯苓 12g	陈皮 10g
熟地黄 30g	生石膏 30g	当归 10g	桔梗 10g

7 剂，免煎颗粒，日 1 剂。

八诊：2019 年 6 月 10 日。

夜咳几止，初始白昼咳重，近两日明显减轻，痰减，白沫状，上午吐沫，下午咳痰色白，大便成形，口干苦，舌暗苔薄腻，脉沉细。

病情大减，说明方证相应，效不更方，前方增熟地黄量加强补精血之力。

6 月 3 日方熟地黄改为 45g。

7 剂，免煎颗粒，日 1 剂。

九诊：2019 年 6 月 17 日。

咳喘均止，痰咸大减，痰少，舌脉如前，前方续服一个月，一直无症状而停药。

后患者 2020 年春季来门诊咨询肺结节治疗，咳喘一直未发，特送茶叶致谢。

【按语】

本患者治疗一波三折，初期曾用射干麻黄汤合半夏厚朴汤、过敏煎，一度有一定效果，后因外感加重，改用厚朴麻黄汤无效，改回射干麻黄汤合半夏厚朴汤、过敏煎无效，换成小青龙汤合柴朴汤亦无功，症状加重，但六经辨证确实是太阳太阴阳明少阳合病，但上面诸方均无效果，患者再若治疗无效，只能住院了。此时结合痰咸，采用脏腑辨证，合用时方金水六君煎，一周而症状大减，两周缓解，且一年未复发。

综观此患者治疗，治疗转折点就在于从痰咸一症入手，采用六经辨证结合脏腑辨证，经方时方联用而收功。欣喜之余，题词西江月以记录此案。

西江月　哮喘一则

泡沫黏痰频吐，喉痒夜咳难眠。青龙石膏病依然，渐至痰鸣气喘。

百思仍属饮热，再问痰味作咸。熟地当归固下元，顷刻乾坤逆转。

2019 年 7 月 5 日

第二十节
季节作咳定六经，细别兼夹病始宁
——咳嗽十年加重一月案

安某，男，65 岁。

初诊：2019 年 4 月 8 日夜门诊。

主诉：咳嗽 10 余年，加重 1 个月余。

10 年来咳嗽时发，每年 2～3 月间作咳，每次咳嗽持续约 4 个月。此次发作已经咳嗽月余，查胸片正常。现咽痒干咳，无痰，咳嗽发作无规律。夜间不咳，口和，无泛酸。大便正常，小便调。体型微胖，舌胖暗苔薄，脉弦滑。

无恶寒，无汗出恶风，非遇风则咳，无表证。

大便正常，无口干口渴，无阳明病。

无腹痛腹满下利，无太阴病。

无寒热错杂，厥阴亦不支持。

咽痒作咳，考虑少阳病。

舌暗，考虑夹瘀血。

脉象弦滑，少阳可见弦脉，而弦滑脉亦可考虑夹痰饮，尽管没有有形之痰，据舌胖，为中焦虚弱，易有痰饮内生，且体型微胖，痰湿之体。

少阳病以小柴胡汤无疑。夹瘀血，当用何方？经方中如当归芍药散、桂枝茯苓丸、桃核承气汤、抵当汤等均有祛瘀之效，但如果考虑还有痰饮，则饮瘀同治之方最好，那样就以当归芍药散和桂枝茯苓丸为佳。

而桂枝茯苓丸中有桂枝、芍药，合小柴胡汤后，则有桂枝汤之意，可调和营卫，本患虽然诉咳嗽无规律，但未尝不与春季外邪有关，姑选桂枝茯苓丸。

此处小柴胡汤是否按《伤寒论》原文治咳去人参、生姜、大枣，加干姜、五味子？仲景此处加减法针对胸中支饮，且非合方应用，本患既已有桂枝茯苓丸兼有化饮，且合方应用，用小柴胡汤原方。再加桔梗利咽止咳。

予小柴胡汤合桂枝茯苓丸加桔梗。

处方

柴胡 12g	黄芩 10g	清半夏 10g	生姜 10g
大枣 10g	南沙参 12g	炙甘草 6g	桂枝 10g
茯苓 12g	牡丹皮 10g	桃仁 10g	白芍 10g
桔梗 10g			

7剂，水煎服，日1剂。

二诊：2019年4月15日。

咳嗽减约6分，咽痒减轻，口和，眠可，二便正常。舌淡暗苔润，脉弦滑。

药后显效，方证准确。

前方7剂，水煎服，日1剂。

三诊：2019年4月23日。

复诊咳止。舌胖暗苔薄，脉弦滑。

咳止症解，脉仍弦滑，前方巩固。

上方7剂善后。

【按语】

患者每年2～3月定时发作，与往来寒热特点类似，有节律性，支持少阳病；春季肝胆主令，此季发作，亦支持少阳病；少阳病本身容易久咳，但常常有兼夹，夹瘀可从舌象帮助确定。夹饮可据舌脉特点，结合兼症判断。

第二十一节
精神萎靡久咳嗽，以通为补功易奏
——肺部感染住院两月咳嗽纳差案

沈某，男，86 岁。

初诊： 2013 年 10 月 8 日。

主诉： 咳嗽两个月。

8 月初于 263 医院（现中国人民解放军总医院京东医疗区）住院，诊断为肺部感染，脑梗死，经静点抗生素治疗，后持片于潞河医院就诊，予沐舒坦口服，患者仍咳嗽，夜间影响睡眠，痰多色白质黏，无喘息，形体消瘦，精神萎靡，头晕，纳差，小便可，大便干，四五日 1 行，偶尔泛酸，口干苦，家人轮椅推来门诊，舌淡红，苔薄，脉细弦。

头晕纳差，口苦反酸，少阳病。

痰多质黏，口干，便干，阳明病。

少阳阳明合病，兼痰热内蕴。

大柴胡汤合宣白承气汤，加桔梗利咽化痰止咳。

处方

柴胡 12g	黄芩 10g	清半夏 15g	生姜 15g
大枣 10g	瓜蒌 20g	石膏 30g	生大黄 6g
枳实 10g	白芍 10g	桔梗 10g	杏仁 10g

7 剂，水煎服，日 1 剂。

二诊： 2013 年 10 月 15 日。

头晕、咳嗽减轻，痰难咯出，大便仍干，纳食好转，口干苦，舌暗红，苔薄腻，脉寸关弦滑。

症状改善，方证对应。

大便仍干，痰黏难咯，上方增量大黄、瓜蒌，加强化痰通腑之力。

前方生大黄10g，全瓜蒌30g。

7剂，水煎服，日1剂。

三诊：2013年10月22日。

纳食改善，大便较前畅，仍干，咳嗽，痰难出，质黏，口干苦，舌瘦淡红，苔薄，脉寸关弦滑。

症状续减，辨证准确。

口干痰黏，舌瘦红，津液不足，增麦冬、龙骨、海浮石养阴化痰。

前方加海浮石15g，生龙骨15g，麦冬12g。

7剂，水煎服，日1剂。

四诊：2013年11月19日。

家属抄方服药，12日咳嗽缓解，现无咳嗽，痰少，纳佳，大便畅，体力增，能下地自行行走。

【按语】

本患者高年，肺部感染，脑梗死，西医抗感染治疗后仍咳嗽，且纳少，精神体力很差，口干苦，大便干，显系腑气不通，肝胆脾胃有热，用大柴胡汤清热通腑，宣白承气汤化痰通腑。

此后患者一周一个样，纳食逐渐增加，体力逐渐改善，咳嗽日渐减轻，这里的关键是腑气得通，使热邪、痰邪能有出路。经用通腑法，患者反而体力改善，这充分表明，腑以通为补。

第二十二节
久咳辨证重识表，方证鉴别细推敲
——慢性咳嗽半年案

周某，男，52岁。

初诊：2015年8月10日夜门诊。

主诉：咳嗽半年余。

春节后感冒后咳嗽，曾于北大医院查肺CT及血象，均正常，过敏原检测皆阴性，医院予口服阿奇霉素、沐舒坦以及中成药等无效。

现咳嗽，咳痰色白量少质黏，气道不适，汗多，遇风冷咳嗽明显，大便正常，小便调，口干，眠安，纳佳，手足心热。舌淡红，苔薄腻，脉浮滑。

"太阳之为病，脉浮，头项强痛而恶寒"，本患脉浮，怕风冷，考虑太阳病。

痰白苔腻，脉滑，考虑太阴痰饮。

口干，手足心热，痰黏，考虑阳明里热。

无口苦咽干，往来寒热，无少阳病。

六经辨证属太阳阳明太阴合病。

痰量不多，无喷嚏流涕等，不适为小青龙加石膏汤证。

没有喉中哮鸣，非射干麻黄汤加石膏证。

"咳而脉浮"，厚朴麻黄汤最为合适。

处方

厚朴 15g	炙麻黄 6g	杏仁 10g	五味子 15g
清半夏 15g	浮小麦 30g	生石膏 30g	干姜 6g
细辛 3g			

7剂，免煎颗粒，日1剂。

二诊： 2015年8月17日。

复诊咳愈9分，白天基本不咳，气道有痰，晨黄成块，易汗出，运动及进餐后易汗出，手足心热，眠安。大便正常，胃纳佳。舌胖淡，苔薄白腻，脉浮滑。

7剂药后效果明显，辨证准确，仲景不吾欺也。

脉浮滑未去，手足仍热，继服前方，生石膏增量以清内热。

前方改生石膏45g。

7剂，免煎颗粒，日1剂。

【按语】

此患得病始于外感，咳嗽迁延半年有余，西药成药频服而未效，何故？不识表证也。

虽病程半年，但仍汗出恶风，脉浮，表证仍在，痰白脉滑，里饮仍存，口干、纳佳、手足心热者，阳明有热也。此太阳太阴阳明合病，当为厚朴麻黄汤证，何况《金匮》有云"咳而脉浮者，厚朴麻黄汤主之"，此患非厚朴麻黄汤莫属。

此患者汗出恶风，因何还用麻黄剂？考虑此汗出，为阳明里热所致，厚朴麻黄汤有麻杏石甘汤之意，故本患不忌麻黄。

咳嗽兼表不能被病程长短所局限，本患咳嗽半年有余，仍有表证携带。另外，本条文仲景明言脉浮，说明脉象对厚朴麻黄汤证辨证非常重要。

第二十三节
久咳论治抓主症，方证辨证参六经
——慢性咳嗽五年加重三月案

聂某，男，33 岁。

初诊： 2015 年 1 月 26 日。

主诉：咳嗽反复发作 5 年，加重 3 个月。

5 年来咳嗽反复发作，逢冬作咳，一般为 11 月底至次年春天。从去年 11 月以来复发咳嗽，无痰，咽中不利，遇冷作咳，二便正常，口和。舌胖暗红，苔薄黄，脉浮滑。

患者症状不多，思及逢冬遇冷作咳，多为虚寒，无痰，苔亦不腻，似单纯虚寒而已。

然脉象浮滑，"滑脉为阳元气衰，痰生百病食生灾"，当为痰饮之象。"浮脉为阳表病居"，浮主表证，然此患者无恶寒、发热、流涕、身痛之外感表证之表现。虽咽中不利，无口苦咽干，无典型少阳病表现。无畏寒及倦怠神疲，则脉浮考虑太阳病。

痰饮当属太阴病，则本患为太阳太阴合病。

忽想起《金匮要略·肺痿肺痈咳嗽病上气病脉证治》中提到"咳而脉浮者，厚朴麻黄汤主之"，此患者为年轻男性，形体偏胖，咳而脉浮，内有痰饮而脉象见浮，与仲景厚朴麻黄汤证较为合拍，但厚朴麻黄汤证为太阳太阴阳明合病，本患无典型口渴便干，但观舌红，苔薄黄，亦有阳热之象，姑投厚朴麻黄汤一试，加桔梗利咽。

处方

厚朴 15g	炙麻黄 10g	五味子 15g	杏仁 10g

清半夏 15g　　　浮小麦 15g　　　干姜 6g　　　　细辛 3g

生石膏 30g　　　桔梗 10g

7 剂，水煎服，日 1 剂。

二诊：2015 年 2 月 2 日。

服药后症状明显改善，基本不咳，咽中不利已，口和，二便正常。舌胖暗苔薄，脉滑。

症状已除，方证准确，前方续服 7 剂巩固疗效。

上方 7 剂，水煎服，日 1 剂。

【按语】

此患者疗效之佳多少出乎意料，因患者症状无痰，其他痰饮之证皆不著，唯凭脉断为痰饮，脉浮医家说法虽有不同，但多数仍认为当有表邪，如喻昌《医门法律》："若咳而其脉亦浮，则外邪居多，全以外散为主。"《绛雪园古方选注》："厚朴麻黄汤，大、小青龙之变方也。咳而上气作声，脉浮者，是属外邪鼓动下焦之水气上逆，与桂枝、芍药、甘草和营卫无涉。"然此患亦无表证之象，但遇冷则咳，脉象浮滑，测其当为内有痰饮，复感外邪之征，且从治疗效果看，推论正确。

临证使用厚朴麻黄汤，确可有痰、无痰均见，不似小青龙汤证，小青龙汤证之咳嗽基本都有咳痰，且痰量较大。

另外厚朴麻黄汤中有石膏，以方测证，六经当属太阳阳明太阴合病，但阳明证是否必有，也不一定，本患就没有典型的口渴、便干等症。

第二十四节
久咳痰饮穿一线，论治用方随证转

——慢性咳嗽三月案

牟某，男，53 岁。

初诊：2015 年 8 月 12 日。

主诉：咳嗽 3 个月。

3 个月来咳嗽，时轻时重，于我院服中药治疗，本周加重。现咳嗽，白痰质稀，量不多，咽中不利，闻异味作咳，大便日一次，不成形，小便可，口和。舌淡红，苔薄，脉细弦。胸片：肺纹理粗重。

咽中不利，脉细弦，考虑少阳病。

痰白质稀，大便不成形，内有痰饮。

少阳夹饮，六味小柴胡汤证。

处方

柴胡 12g	黄芩 10g	清半夏 15g	干姜 6g
五味子 15g	炙甘草 6g		

7 剂，免煎颗粒，日 1 剂。

二诊：2015 年 8 月 19 日。

病无变化，仍咳嗽，痰多色白，质黏，大便正常，咽痒，无喉中哮鸣，遇冷咳剧，口和。舌淡红，苔薄，脉弦滑。

痰多色白，太阴病，痰饮证。

遇冷咳剧，咽痒，太阳病。

太阳太阴合病，小青龙汤证。

痰黏，饮郁化热，加石膏清热解凝。

处方

炙麻黄 6g	桂枝 10g	白芍 10g	干姜 6g
细辛 3g	五味子 15g	清半夏 15g	炙甘草 6g
桔梗 10g	生石膏 30g		

7 剂，免煎颗粒，日 1 剂。

三诊：2015 年 8 月 26 日。

症明显减轻，痰无，咳几愈，闻异味说话时咳，大便日一次，不成形，昨日头晕，今日减轻，舌淡红，苔薄，脉细滑。

症状明显减轻，方证相应。

头晕，仍为痰饮之象，合泽泻汤化饮。

大便不成形，干姜增量温中。

8 月 19 日方干姜改 10g，加泽泻 15g，炒白术 6g。

7 剂，免煎颗粒，日 1 剂。

四诊：2015 年 9 月 2 日。

闻异味、说话时咳，无痰，咽痒，时头紧头晕，无耳鸣，无呕恶，大便日 2 次，不成形，无腹痛，小便不利，口和，纳食可，畏寒。舌淡红，苔薄，脉沉细滑。

闻异味咳，头紧，考虑表证。

畏寒，脉沉细，为表阴证。

咽痒，考虑少阳病。

小便不利，头晕，太阴病，内有痰饮。

少阴太阴合病，真武汤证。

少阳病，合柴胡、炙甘草、桔梗。

处方

炮附片 9g	白芍 9g	生姜 15g	茯苓 12g
炒白术 10g	柴胡 10g	炙甘草 6g	桔梗 10g

7 剂，免煎颗粒，日 1 剂。

五诊：2015 年 9 月 9 日。

本周症状明显改善，闻异味，说话时咳嗽明显减轻，偶咽痒，头晕减轻，大便较前成形，小便可（服前列腺药），口和。舌胖淡红，苔薄，脉沉细滑。

症状明显减轻，方证对应，效不更方。

前方 14 剂，免煎颗粒，日 1 剂。

六诊：2015 年 9 月 23 日。

上周咳愈，睡眠一直易醒，多梦，身沉疲乏，大便日 1 行，不成形，小便调，头晕已，口和，舌淡红，苔薄，脉沉细滑。

咳愈头晕缓解，用方准确。

睡眠多梦易醒，加菖蒲、远志化痰安神。

前方加菖蒲 10g，远志 6g。

14 剂，免煎颗粒，日 1 剂。

【按语】

本患是一个慢性咳嗽的患者，首诊从少阳夹饮处理，效果不理想，二诊考虑遇冷咳剧、咳痰量多，从太阳太阴合病入手，小青龙汤取得佳效，但病去大半之后无法进一步减轻，根据脉象变化，以及症状表现，转为少阴太阴合病，终以真武汤而使咳嗽治愈。

治疗过程仅仅抓住痰饮这类重要病理产物，这也提示：很多慢性咳嗽，大多内有痰饮，只不过饮邪有轻重不同而已。初诊因痰量不多，所以仅用干姜、五味子化饮，但疗效不佳，且痰量增多，也可能是患者复感外邪所致，转以治疗外邪里饮之经典方、化饮力强的小青龙汤，很快症状大减。

但后来治疗出现瓶颈，患者闻异味、说话多咳嗽不能缓解，再细辨证，改为真武汤获愈，这可能是小青龙汤发散伤及阳气所致。总而言之，从这个慢性咳嗽治疗过程来看，切应了仲景"观其脉证，知犯何逆，随证治之"之名言。

——咳嗽月余案

吴某，男，32 岁。

初诊：2019 年 2 月 20 日。

主诉：咳嗽 40 天。

40 天前始咳嗽，于 309 医院（现中国人民解放军总医院第八医学中心）查胸片未见异常，肺功能检查：通气功能正常，可逆试验阴性，FeNO：15ppb（正常）。予口服苏黄止咳胶囊、孟鲁斯特钠、阿斯美有效，停药即咳。

现谈话即咳，气道不适，无痰，唇干，口微苦，有口气，纳可，大便正常，小便黄，眠安。舌胖暗苔腻，脉滑弦。

无寒热身痛，非太阳病。

无口渴便干，非阳明病。

无咽干咽痒，微口苦，似有少阳病。

无表证，无但欲寐、脉微细，非少阴病。

寒热错杂不明显，非厥阴病。

舌胖暗苔腻，脉滑弦，总属脾虚痰饮之舌脉。

气道不适，属饮阻气滞。

舌暗考虑夹有瘀血。

有口气结合苔腻，考虑湿浊内停，口微苦，尿黄，内有热，但不重。

病变重在太阴水饮，兼夹瘀血，略有微热。

无有形之痰，气道不适，考虑内有微饮，方证考虑饮阻气滞的茯苓杏仁甘草汤证与橘枳姜汤证较为合适，两方证之中，橘枳姜汤证偏兼见中焦病变，因无中焦不适，故考虑予茯苓杏仁甘草汤。

夹瘀血，加当归化瘀止咳。

因有口气，加焦神曲以消食导滞。

微热如何考虑？因热邪不重，且此热亦可考虑因饮阻气滞所致，饮祛气畅，则热亦可随之而去，暂不予单独处理。

处方

茯苓 12g　　　　杏仁 10g　　　　炙甘草 6g　　　　焦神曲 10g

当归 10g

7 剂，免煎颗粒，日 1 剂。

二诊：2019 年 2 月 27 日。

服药前 4 天，说话咳嗽明显减轻，后闻烟味复短暂作咳，现症状明显减轻，少痰色白，口气减，大小便正常。舌胖暗苔腻，脉细滑。

药后症状明显减轻，说明方证对应。

虽闻烟味作咳，但脱离后至复诊时咳嗽较首诊明显减轻，脉已不弦，饮象渐减，效不更方。

前方 14 剂，免煎颗粒，日 1 剂。

三诊：2019 年 3 月 13 日。

眠安，症续减，与人说话 1 分钟后稍咳，大便量少，不干，小便正常，仍有口气。舌胖暗，苔薄白腻，脉细滑。

既往说话开口即咳，现说话 1 分钟后方小咳，症状大为改善。

大便偏少，仍有口气，有化热之虑，加生石膏以清热。

前方加生石膏 20g。

14 剂，免煎颗粒，日 1 剂。

【按语】

久咳之人，多内有痰饮。本患者虽无有形之痰，但据舌脉，考虑内有痰饮，因此舌脉在对于这类临床症状很少的患者辨证时具有很重要的参考价值。

此患非因咽痒作咳，而是气道不适，考虑饮阻于胸，虽稍有口苦，未责少阳，应抓主要矛盾。"胸痹，胸中气塞，短气，茯苓杏仁甘草汤主之，橘枳姜汤亦主之"，虽说胸痹，但饮阻气逆则咳嗽也时常见到，且茯苓杏仁甘草汤中茯苓、杏仁在《神农本草经》中都有止咳作用，因此笔者在治疗一些咳嗽患者时，单独应用茯苓杏仁甘草汤有很好的效果。

第二十六节
口苦未必尽少阳，久咳时辰当参详
——感冒后咳嗽月余案

刘某，男，74岁。

初诊：2019年4月1日。

主诉：咳嗽一月余。

初始感冒，之后咳嗽，行肺CT检查示：左肺上叶小结节。建议本月复查，双肺间质改变，肺功能：DLcoSB 71.77%，FeNO 39ppb。

现咳嗽，无痰，咽痒，晚间口干苦，大便正常，凌晨3点醒，醒后难入睡。小便正常。舌淡暗，苔薄腻，脉右细弦、左细滑。

口苦咽痒，少阳病。

始于感冒之后，且伴咽痒，外未尽解。

考虑太阳少阳合病。

舌暗苔腻，兼夹瘀血痰饮。

方用止嗽散合小柴胡汤，加当归化瘀止咳。

处方

荆芥 10g	白前 10g	紫菀 10g	百部 12g
桔梗 10g	炙甘草 6g	柴胡 10g	黄芩 10g
姜半夏 10g	南沙参 12g	当归 10g	

7剂，免煎颗粒，日1剂。

二诊：2019年4月8日。

仍咳嗽，痰少色白质黏，咽痒，大便正常，睡眠凌晨3点醒，醒后眠浅，口干苦，晚间为剧，小便正常，平素怕冷，足冷，口干喜热饮，舌胖淡暗，有齿痕，苔中薄腻有裂，脉右细弦，左沉细。

咳嗽无变化，辨证有误。

口苦，口干，痰黏，上有热。

怕冷，足冷，下有寒。

3点钟醒，厥阴病欲解时。

寒热错杂，病在厥阴，乌梅丸证，加五味子止咳。

处方

乌梅 24g	黄连 15g	黄柏 10g	干姜 10g
川椒 6g	炮附片 6g（先煎）	桂枝 10g	细辛 3g
南沙参 12g	当归 10g	五味子 10g	

7剂，免煎颗粒，日1剂。

三诊：2019年4月15日。

咳嗽减轻，痰几无，症减八分，仍早醒凌晨3点醒，口干苦，大便正常，纳可，舌暗，有齿痕，苔薄腻，脉右细弦、左沉细。

咳减痰无，方证准确。效不更方。

前方14剂，免煎颗粒，日1剂。

四诊：2019年4月29日。

病续减，活动后偶咳，几无痰，色白，凌晨3点醒，口干，夜口苦，大小便正常，咽痒，舌淡暗，有齿痕，苔薄，脉左沉细、右细弦。

病情续减，方证准确。

咽痒，加桔梗利咽。

前方加桔梗10g。

14剂，免煎颗粒，日1剂。

【按语】

患者初诊辨证时笔者开方有些随意，觉得感冒后咳嗽，且伴咽痒口苦，从少阳论治非常多，至于止嗽散，也是恩师武维屏教授喜用之方，与小柴胡汤合用，治疗感冒后咳嗽十分有效。不料一周后复诊，患者咳嗽无变化，细辨六经，患者寒热错杂，且凌晨 3 点醒，病属厥阴，改投乌梅丸，一周症去八分，证明更方正确。

乌梅丸在治疗咳喘病中也十分常用，按厥阴病特点，当有上热下寒，寒热错杂病机，且伴有气机冲逆的特点，这种冲逆可以是胃气上逆的呕恶，也可以是肺气上逆的咳喘。此外，厥阴病欲解时，凌晨 2～4 点发作有重要参考价值。

本患后来一度出现胃痛，服用西药后胃痛缓解，笔者也曾在应用乌梅丸时遇到个别患者胃脘不适，但方证是准确的，乌梅丸没有用错。究其胃痛原因，笔者觉得是因为仲景原意是用丸剂，丸剂治缓，且有蜂蜜和中，而现在无丸药，临床用汤剂，容易导致胃脘不适。至于解决的方法，固然是用丸剂为好，若实在无丸剂，应用汤剂尽量浓缩，服药量少一些，再加些蜂蜜兑服，可能会好些。

李某，男，62 岁。

初诊：2018 年 7 月 16 日。

主诉：喘憋反复发作 2 年。

曾于朝阳抢救中心、普仁医院多次住院，诊为 COPD，现吸入万托林、舒利迭、信必可。现仍喘憋，有痰难咯出，觉胃脘有痰难出，白黏痰，汗出，纳可，大便不畅，易干燥，小便可，口和，睡眠可，易急躁。舌暗，苔中腻，脉弦滑。

无恶寒身痛，无太阳病。

无口苦咽干，无少阳病。

痰黏难出，大便干燥，汗出，阳明病。

舌暗，喘憋，瘀血之象。

阳明痰热腑实夹瘀血。

胃脘有痰，脉弦滑，小陷胸汤证。

阳明蓄血，桃核承气汤证。

小陷胸汤合桃核承气汤，加胆南星加强清热化痰之力。

处方

全瓜蒌 30g	黄连 3g	清半夏 15g	桃仁 10g
桂枝 10g	芒硝 4g	生大黄 5g	炙甘草 6g
胆南星 6g			

7 剂，免煎颗粒，日 1 剂。

二诊：2018 年 7 月 23 日。

仍喘憋，大便日 1 行，通畅，痰白黏，小便可，口和，舌淡暗，苔薄，脉弦滑。

大便已畅，腑气已通，仍然喘憋，结合急躁，脉弦，虽无口苦，考虑肝胆郁滞，少阳三焦不利。

痰黏，仍有痰热。

少阳阳明合病，兼夹痰热瘀血。

少阳阳明合病，大柴胡汤证。

痰热证，仍选小陷胸汤。

瘀血，合桂枝茯苓丸。

处方

柴胡 12g	黄芩 10g	清半夏 15g	生姜 15g
大枣 10g	枳实 10g	白芍 10g	生大黄 10g
桂枝 10g	茯苓 12g	牡丹皮 10g	桃仁 10g
瓜蒌 30g	黄连 3g		

7 剂，免煎颗粒，日 1 剂。

三诊：2018 年 7 月 30 日。

喘憋减轻，大便日一次，痰多白黏，夜可平卧，痰难咯出，汗多，舌暗苔薄，脉弦滑。

喘憋减轻，大便畅通，方证基本正确。

痰黏，汗多，阳明热盛，前方加生石膏清热解凝。

前方加生石膏 20g。

7 剂，免煎颗粒，日 1 剂。

四诊：2018 年 8 月 6 日。

大便日 2～3 次，质稀，昨日 6 次，痰量减少，喘憋减轻。舌暗红，苔薄黄腻，脉弦滑，左大于右。

痰量减少，喘憋减轻，方证准确。

大便次频，减大黄用量。

前方生大黄改 6g。

14 剂，免煎颗粒，日 1 剂。

五诊： 2018 年 8 月 20 日。

喘憋明显减轻，痰黏，量明显减少，大便日一次，成形，既往凌晨两点因咳喘发作早醒，现能睡整晚，舌暗，苔薄白腻，脉弦。

大便正常，咳喘明显减轻，效不更方。

处 8 月 6 日方。

14 剂，免煎颗粒，日 1 剂。

六诊： 2018 年 9 月 3 日。

病情明显改善，既往从沙发到厕所走路即气喘，现可去公园散步，仍有痰，色白有泡沫，大便日 1 行，成形。信必可既往 2 喷 2/ 日，现改为 1 喷 2/ 日。舌暗苔薄白腻，脉弦大沉无力。

病情续减，舌暗，增川芎、丹参养血活血。

前方加川芎 10g，丹参 10g。

14 剂，免煎颗粒，日 1 剂。

七诊： 2018 年 9 月 17 日。

病情平稳，痰明显减少，无喘息，大便正常，一日一次，舌淡暗，苔薄腻，脉弦滑缓。

效不更方。

前方 14 剂，免煎颗粒，日 1 剂。

后守方服药至 12 月，一直病情平稳，无咳喘发作。

【按语】

慢阻肺患者稳定期未必都是扶正治疗，本患者已经将舒张气道的吸入药物用遍，但疗效不佳。中医辨证存在阳明腑实证，且兼夹痰热、瘀血，但单从阳明论治，效果不甚理想。后辨证为少阳阳明合病，痰热瘀血交阻，学习胡希恕老师经验，选择大柴胡汤合桂枝茯苓丸，结合小陷胸汤气血水同治，取得了很好效果。

腑气不通，从脏腑辨证非常容易理解，肺与大肠相表里，所以通腑是首要治疗方法，腑气一通，痰热瘀血方有去路。但本患者首诊用小陷胸汤合桃核承气汤，一周腑气已通，但喘憋不减。二诊结合患者急躁、脉弦，六经结合脏腑辨证，考虑肝胆郁滞、少阳不利，选择大柴胡汤合小陷胸汤、桂枝茯苓丸，一周喘憋即减轻，证明更方正确。

桂枝茯苓丸饮瘀并治，在呼吸疾病中应用很多，胡老用大柴胡汤合桂枝茯苓丸治疗哮喘，独辟蹊径，笔者在应用过程中觉得此类患者多形体肥胖，且腹部按之满硬，确具实证特点，应用确有良好效果，可以长期服用，有效减少慢阻肺及哮喘患者的急性发作。

第二十八节
六经辨证易分清，方证鉴别抓独症
——咳嗽目赤眼胀案

宋某，女，34 岁。

初诊：2015 年 5 月 27 日。

主诉：咳嗽反复发作 3 年，复发加重 1 周。

3 年来咳嗽反复发作，上周复咳，目赤且胀，咳时眼胀欲脱，咳白痰，量不多，夜咳剧，痰多质稀白，咽干痒，口微苦，昨日胸背起红疹，手足热。大小便正常。舌胖暗红，苔薄，脉滑。

胸背起疹，太阳表证。

痰多稀白，脉滑，太阴痰饮病。

咽干痒，目赤，口苦，少阳病。

手足热，疹红，阳明病。

太阳太阴阳明合病，眼胀欲脱，越婢加半夏汤证。

少阳病，合小柴胡汤，咽痒加桔梗利咽。

处方

炙麻黄 15g	生姜 15g	大枣 10g	炙甘草 6g
生石膏 45g	柴胡 12g	黄芩 10g	清半夏 15g
桔梗 10g			

7 剂，免煎颗粒，日 1 剂。

二诊：2015 年 6 月 3 日。

咳减七成，痰近乎无，夜可安睡，咽干痒减，口干，胸背未再起疹，眼睛外点左氧氟沙星，目赤好转，眼皮肿，晨起为著，口渴，饮水即欲小便。舌胖暗苔薄，脉沉细滑。

病减七成，说明方证相应。

眼皮肿，饮水即小便，水饮仍盛，加茯苓、车前子利水。

前方加茯苓 12g，车前子 10g。

14 剂，免煎颗粒，日 1 剂。

三诊：2015 年 6 月 17 日。

偶咳咽痒，无痰，日 2 次。目赤已，近 4 日腹胀，手热，汗出，恶风，咽干。大便正常。舌暗苔薄，脉细滑。

仍有咽干咽痒，少阳病仍存。

汗出恶风，太阳表虚证。

手热汗出，阳明里热。

太阳少阳合病，柴胡桂枝汤证，咳嗽加厚朴杏仁，仿桂枝加厚朴杏子汤；加生石膏清热。

处方

柴胡 12g	黄芩 10g	清半夏 10g	生姜 15g
大枣 10g	炙甘草 6g	桂枝 10g	白芍 10g
厚朴 10g	杏仁 10g	生石膏 30g	

7 剂，免煎颗粒，日 1 剂。

【按语】

本患初诊身起皮疹，可能是感受外邪引起，因此表证不应忽视，结合其他症状，通过六经辨证则太阳太阴阳明少阳合病应容易辨出。问题是方证如何辨别，少阳病选小柴胡汤容易，而太阳太阴阳明合病呢？从眼胀欲脱一个特殊症状，可一下子想到《金匮要略》"咳而上气，此为肺胀，其人喘，目如脱状，越婢加半夏汤主之"，此患者症状与条文基本相同，且越婢加半夏汤就是太阳太阴阳明合病之方，可以确认此方最宜。药后果真一周症去七成。

太阳太阴阳明合病之方不止一个，《金匮要略》中如小青龙加石膏汤、厚朴麻黄汤都属于此类，但方证如何鉴别？其主症特点仲景在原文里面都已言明。"目如脱状"就是越婢加半夏汤之辨证眼目，是其独特症状。

第二十九节
肺部阴影如何辨，仍从六经八纲观
——肺门旁团块影案

王某，女，53岁。

初诊： 2022年3月29日。

主诉： 发现肺部团块影20天。

3月9日因咳嗽于北京航天总医院检查，肺CT提示：右肺下叶肺门旁团块影，边界清，直径3.7cm×2.7cm，恶性病变并纵隔淋巴结转移可能。建议增强及支气管镜检查。已预约4月中旬增强CT，寻中药治疗。

刻下：晚间觉小腹部肚脐下跳动，似气逆，咳嗽，无痰，足冷则如厕小便，口干喜温水，胃脘进食后不适，足趾麻，去年始嗅觉下降，易汗出，晨起疲乏，入睡快，多梦，食欲可。大便黑，不成形，日一次，小便正常，舌暗苔润，脉浮弦。

脐下悸动，饮水则易小便，足趾麻，苔润脉弦，均水饮之象。

进食后胃脘不适，便溏，疲乏，太阴里虚。

汗出，口干，多梦，阳明里热之征。

嗅觉下降，脉浮，太阳表证。

便黑，舌暗，瘀血之象。

太阳太阴阳明合病，兼夹瘀血。

水饮作咳，太阳太阴阳明合病，且脉象现浮，《金匮》云"咳而脉浮者，厚朴麻黄汤主之"，正合此患。

脐下悸动，但未上冲，《伤寒论》云"脐下悸者，欲作奔豚，茯苓桂枝甘草大枣汤主之"。

兼瘀血，加当归化瘀止咳。

处方

厚朴 15g	炙麻黄 6g	干姜 10g	细辛 3g
五味子 15g	清半夏 10g	杏仁 10g	生石膏 30g
浮小麦 30g	茯苓 12g	桂枝 10g	大枣 10g
当归 10g	炙甘草 6g		

7 剂，免煎颗粒，日 1 剂。

二诊：2022 年 4 月 5 日（视频）。

精神好转，晚间睡眠不咳，眠欠安，近两日好转，阴天稍胸闷，咽喉至胃脘稍不适，尿黄褐，大便晨起一次，色黑，不成形，足趾麻，平卧翻身或坐起喘咳日渐减轻，小腹气逆感明显减轻，顶两下即恢复正常呼吸，晨口干，无口苦，食欲正常，食咸易有痰。舌如前。

服药见效，说明方证对应。

咽喉至胃脘不适，仍属饮阻气滞。

效不更方，增量茯苓、桂枝。

前方茯苓改 15g，桂枝改 12g。

14 剂，免煎颗粒，日 1 剂。

三诊：2022 年 4 月 19 日。

症状逐日减轻，小腹气逆消失一周，3 日前因食辣子鸡后稍感气逆，足趾仍麻，尿黄，咳愈 8 分，坐起、翻身无喘咳，大便可，夜尿 2～3 次。舌暗苔滑，脉浮弦滑。

安贞医院 4 月 14 日肺 CT：双侧肺门、纵隔、颈部多发淋巴结肿大，结节病？淋巴瘤？

症状日减，方证准确，肺部团块影未见，患者欣喜。

前方续服。

前方 14 剂，免煎颗粒，日 1 剂。

【按语】

　　患者发现肺部团块影，且淋巴结肿大，颇疑肿瘤。经丈夫推荐来诊。六经辨证，饮瘀交阻，外邪里饮证。药后症状日减，3周药后，肺部团块影未见，淋巴结肿大，还需再观察明确诊断。中医治疗阴影仍从外象入手，方证辨证，疗效明显。患者诉其丈夫是经方爱好者，看笔者处方后猜测为小青龙汤合半夏厚朴汤加当归、石膏，对否？答曰：否。

　　　　脐下悸动多水饮，苓桂枣甘效不凡。
　　　　肺部阴影如何辨，仍从六经八纲观。
　　　　察滞察毒察瘀血，辨湿辨饮辨浊痰。
　　　　治病本来无定法，随证治之法自然。

第三十节
六经虽同方证异，哮喘四年可治愈
——哮喘四年临床治愈案

高某，男，28 岁，山东人。

初诊： 2012 年 9 月 3 日。

主诉： 喘息反复发作 4 年。

2010 年曾于山东大学齐鲁医院行肺功能支气管激发试验阳性，诊断为支气管哮喘，予舒利迭吸入，开瑞坦口服，控制良好，1 年后换用顺尔宁，用顺尔宁亦可控制，但停药即复发，患者欲停西药。

半年前停西药，在当地改服中药治疗，症状控制不佳，遇气候变化症状发作，遂来北京觅专家求助中医治疗。近来胸闷，喷嚏，流涕，偶咳，咽中有痰，难出，流汗，大便可。舌胖淡，苔薄，脉细滑。

查：双肺呼吸音略粗，未及干湿啰音。否认过敏史，既往有过敏性鼻炎史。

喷嚏流涕，太阳病。

咽中有痰，胸闷，内有痰饮，太阴病。

流汗，痰难出，考虑阳明里热。

太阳太阴阳明合病，外邪里饮，予射干麻黄汤，加生石膏清热。

脉细，偶咳，病程日久，虑有血虚，加当归养血止咳。

处方

射干 10g	炙麻黄 10g	紫菀 10g	款冬花 10g
生姜 15g	细辛 3g	五味子 15g	清半夏 15g
当归 10g	生石膏 30g		

7剂，水煎服，日1剂。

二诊：2012年9月17日。

服药一周，效果不理想，遇阴天胸闷。刻下：无胸闷，咽中有痰难咯出，流清涕，恶寒，汗出，口和，大小便正常。舌胖暗苔薄，脉滑。

胸片正常，肺功能正常。

患者六经辨证太阳太阴合病无疑，首诊射干麻黄汤疗效不佳，考虑方证辨证不准。

射干麻黄汤虽为太阳太阴合病之方，但该方特点为咳逆上气，喉中水鸡声，咳嗽明显，且有痰鸣音，首诊因患者较多，受辨病治疗影响，认证不细。

咽中有痰，难以咯出，半夏厚朴汤证。

汗出恶寒，太阳表虚证，桂枝汤证。

以桂枝汤合半夏厚朴汤，表证不著，改苏叶为苏子，加强化痰之力。

处方

| 清半夏 15g | 厚朴 10g | 苏子 10g | 茯苓 12g |
| 生姜 15g | 大枣 10g | 炙甘草 6g | 桂枝 10g |
| 白芍 10g |

7剂，水煎服，日1剂。

三诊：2012年9月24日。

服药后症状明显改善，因路途较远，遂于好大夫网站电话咨询调方。

病情明显改善，说明方证准确。

因未见患者，依照患者太阳表虚，内有痰饮，前方加玉屏风散益气固表。

前方加生黄芪15g，炒白术10g，防风10g。

14剂，水煎服，日1剂。

四诊： 2012 年 10 月 8 日。

好大夫电话咨询，病情稳定，无胸闷，无喷嚏流涕，唯同房后轻微流涕。

同房后流涕，考虑肾虚，加巴戟天补肾御风。

9 月 24 日方加巴戟天 15g。

14 剂，水煎服，日 1 剂，并嘱逐渐减量，直至停服顺尔宁。

五诊： 2012 年 11 月 5 日。

病情稳定，顺尔宁逐渐减量，近 8 天未服顺尔宁，鼻塞、喷嚏无明显发作，仍汗出，量减少，大便正常。舌胖淡红，苔薄，脉寸关弦滑、尺略沉。

病情稳定，说明方证准确，仍守前法。

9 月 17 日方加生黄芪 15g，防风 10g，炒白术 10g，巴戟天 15g。

14 剂，水煎服，日 1 剂。

六诊： 2013 年 1 月 7 日。

病情一直稳定，一直未发作咳嗽，顺尔宁已停用两个月，前日着凉后流清涕，无发热，无咳嗽，大便可，口干。舌胖淡红，苔薄，脉弦滑，尺沉。

效不更方，尺脉沉，前方再加淫羊藿补肾壮阳。

11 月 5 日方加淫羊藿 12g。

14 剂，水煎服，日 1 剂。

七诊： 2013 年 3 月 18 日。

病情一直稳定，顺尔宁一直未服，咳嗽未作，口和。舌胖淡红，苔薄，脉弦滑尺沉。

效不更方。

1 月 7 日方改淫羊藿 15g。

14 剂，水煎服，日 1 剂。

八诊：2013年5月27日。

病情平稳，一直无咳嗽喘息，同房后第二天轻流涕，饮冷咽部不适，舌胖淡红，苔薄白，脉弦滑尺沉。

效果良好，仍同房后轻流涕，且尺脉沉，仍考虑肾虚，巴戟天增量。因长期服药，半夏减量，减少毒性。

3月18日方改清半夏10g，巴戟天30g。

14剂，自煎，日1剂。

【按语】

咳嗽变异性哮喘治疗棘手，难以根治，本患支气管哮喘诊断明确，舒利迭及顺尔宁治疗均有效，但都只能控制，停药即反复。患者欲中药调治，以期控制并且治愈。

初诊因患者较多，患者年轻且病情不重，辨病论治，予射干麻黄汤一周不效，遂仔细辨证，六经辨证无误，但方证辨证进行调整，以桂枝汤合半夏厚朴汤一周效果明显，患者遂于好大夫网站调方，指导其停西药，后以此法合玉屏风散，无内热，再因其诉同房后稍流涕，责其肾虚，加巴戟天，病情一直稳定，顺尔宁停药半年多无发作，基本临床治愈。

此患者治疗有几点值得总结：其一，支气管哮喘治疗得当，有临床治愈之可能。当然此患者之所以效果良好，与其年轻、病情较轻、对中医充分信任有关。

其二，方证辨证是辨证论治的尖端。此患初以射干麻黄汤无效，后改以桂枝汤合半夏厚朴汤显效，若从六经辨证而言，二方均为太阳太阴合病之方，但方证不同，疗效迥异。

其三，经方时方恰当联用，可以增加疗效。本患联用了时方玉屏风散，玉屏风散药物三味，黄芪、防风、白术，治疗表虚证疗效卓著，有经方风范，仲景有桂枝汤加黄芪法，合用玉屏风散亦符合仲景法，当代伤寒家陈瑞春老师非常喜欢将桂枝汤与玉屏风散合用。

第三十一节
平淡经方平淡医，鼻炎哮喘可治愈
——鼻炎哮喘临床治愈案

李某，女，25岁。

初诊：2015年4月15日。

2014年冬季发作喷嚏流涕，至4月发作明显，且出现气喘，喉中哮鸣，于某大学附属医院就诊，诊断为过敏性鼻炎，支气管哮喘，予舒利迭、雷诺考特鼻喷雾剂吸入，顺尔宁、西替利嗪口服，患者未敢喷服舒利迭，仅外喷雷诺考特，电话咨询之后来诊，症见鼻流清涕，遇冷加重，胸闷，剧时气喘，咽喉痰堵，口和，大小便调。舌淡红，苔薄，脉滑尺沉。

流涕，遇冷加重，太阳表证。

咽喉痰堵，脉滑，清涕，太阴水饮。

六经辨证属外邪里饮证，太阳与太阴合病。

外邪里饮，喷嚏咳喘，小青龙汤证。

咽中痰堵，半夏厚朴汤证。

处方

炙麻黄 6g	桂枝 10g	白芍 10g	干姜 10g
细辛 3g	五味子 15g	清半夏 15g	炙甘草 6g
厚朴 10g	苏叶 6g	茯苓 12g	

7剂，免煎颗粒，日1剂。

二诊：2015年5月13日。

服药症状大减，抄方两周，现仅鼻喷雾剂隔日一次，初始少量清涕，时时清嗓，后症状逐渐减轻，痰少，大便正常，近来多梦，前日牙痛，舌胖红，苔薄黄，脉寸滑尺沉。

服药症状大减，方证相应。

牙痛，考虑阳明里热。

多梦，考虑肝胆有热。

前方加生石膏清阳明之热，加柴胡、黄芩和解少阳，清利肝胆；加辛夷散寒通鼻窍。

处方

炙麻黄 6g	桂枝 10g	白芍 10g	干姜 10g
细辛 3g	五味子 15g	清半夏 15g	炙甘草 6g
厚朴 10g	苏叶 6g	茯苓 12g	生石膏 30g
柴胡 10g	黄芩 10g	辛夷 6g	

7 剂，免煎颗粒，日 1 剂。

药后病情一直平稳，患者月经不规律，尺脉沉，精血不足，阴阳两虚，予 5 月 20 日方加熟地黄 30g，之后加炮附片、生黄芪、白术、当归助阳益阴，填精补血。

至 2016 年 2 月停药，随访至 2023 年 2 月，鼻炎一直没有发作，无喘息，月经规律，经量正常。患者鼻炎与哮喘临床痊愈。

【按语】

患者曾与笔者合作制作养生节目，于外院处方吸入激素后，恐激素副作用，电话咨询，嘱其服用中药。六经辨证是典型的外邪里饮证，小青龙合半夏厚朴汤取效迅捷。关键之后如何善后，是治疗难点。

患者工作忙碌，经常熬夜，月经不规律，常需服红糖水月经方行，尺脉沉弱。遇冷遇寒症状加重，阴阳两虚，精血不足，故在小青龙汤基础上逐渐增加扶正之品，诸如附子、熟地黄、当归、黄芪之类，病情一直控制稳定，服药一年余，盛夏入空调房间亦无发作，冬季也平稳无不适，遂停药观察。

之后一直随访，停药 6 年症状没有明显发作，鼻炎、哮喘临床治愈。总结该患治疗经验，一则患者病程较短，二则患者没有经过大量西药治疗，三则患者能遵医嘱，坚持服药。这在一定程度提示我们，部分过敏性鼻炎、支气管哮喘患者治疗调理得当，有临床治愈的机会。

第三十二节
气从小腹冲咳逆，抓住主症病能愈
——十年气逆咳嗽案

杜某，男性，66 岁，宁夏中卫人。

初诊：2016 年 1 月 27 日。

主诉：咳嗽 10 年。

每逢冬季咳嗽咳痰，今年入冬后症状加重，并且出现气逆，11 月初于中日友好医院服用中药治疗，痰量减少，而气逆不减，每日下午 3 点发作，气从小腹上冲口咽，打喷嚏，胸憋，得矢气可解，无痰，曾服茶碱效果不佳。胃脘不适，恶冷食，无口干口苦。大小便正常。患者形体适中，面色萎黄。舌暗有裂，苔薄腻，脉沉弦。

恶冷食，无口干口苦，脉沉弦，舌暗，总属阴证。

无寒热身痛之表证；无寒热错杂之半表半里证。

苔薄腻，脉沉弦，结合喷嚏，气上冲，胸憋，考虑痰饮，病在太阴。

参照胃脘不适，恶冷食，面色萎黄，支持太阴病。

太阴病水饮上冲而咳喘，最经典的是苓桂术甘汤证，但该方气逆始于中焦，且具有"起则头眩"，及与体位有关，本患显然不符。

从小腹上冲者还有苓桂枣甘汤证，该方虽然病起小腹，但只是"脐下悸，欲作奔豚"，并无上冲之实，故亦不切合。

此患所述立时令笔者想起《金匮要略》条文"奔豚病，气从小腹上冲胸咽，发作欲死，复还止"，此患者发作时气从小腹上冲口咽，胸憋，得矢气可解，与复还止类似，症状与《金匮》描述的奔豚病颇为相似。

主方奔豚汤条文为"奔豚气上冲胸，腹痛，往来寒热，奔豚汤主之"，此患虽无腹痛，但有胃脘不适。奔豚汤多数学者认为该方为治疗肝气郁滞、化火上逆之方。笔者认为本方证除肝气之逆外，当有痰饮内停，因方中生姜、半夏、李根白皮皆有化饮利水之能。

本患有水饮之象。但据六经辨证，本方内含小柴胡，以葛根易柴胡，当病及少阳，本患无口苦，无默默不欲饮食，但患者定时发作，与往来寒热类似，胃脘不适、突然气逆，似与心烦喜呕相类，且本患舌暗有瘀，有裂示津血不足，奔豚汤中有当归、川芎、芍药入血分而养血活血，于本患颇为相宜。

乃疏奔豚汤原方，因无李根白皮，改以桑白皮替代。

处方

葛根 15g　　　生姜 15g　　　清半夏 15g　　　黄芩 6g

川芎 6g　　　当归 6g　　　白芍 6g　　　炙甘草 6g

桑白皮 30g

5 剂，水煎服，日 1 剂，早晚各 1 次。

二诊：2016 年 2 月 1 日。

5 日后复诊，气逆次数、程度均减轻，近两日下午 5 ～ 6 点发作，既往发作时不能忍，现能忍受。且诉药味道难闻，但服药后舒适，大便正常，小便晨起淋沥。舌暗红，苔薄黄，有裂，脉沉滑。

服药有效，效不更方。

前方 7 剂，水煎服，日 1 剂。

三诊：2016 年 2 月 11 日。

好大夫网站诉：服至第 10 剂时诸症愈。

嘱患者再进 5 剂巩固。患者特意于好大夫网站发感谢信，赞曰：精准用药巧配伍，药方虽小顽疾除。

四诊：2016 年 2 月 27 日。

好大夫网页诉：停药 5 天后又有气逆现象，但很轻微，前方再抓 5 剂。

近两天气逆已不明显，晨起不觉饿。

嘱前方再进 6 剂。

五诊：2016 年 3 月 6 日。

好大夫网页诉：服 6 剂后气逆缓解，晨起空腹不觉饥饿。

嘱服保和丸善后。

【按语】

奔豚汤治疗咳嗽效果良好，本案从六经辨证来看当属少阳太阴合病，少阳病辨证有时困难，但若果真表现为典型气从小腹上冲心胸，且有发作性特点，可径直选用奔豚汤。后来又遇有气逆而咳用奔豚汤治疗者，总体而言均能有效，根据其气逆起始之点，有从膻中穴附近气逆作咳者，有从小腹气逆作咳者，总体而言从小腹气逆作咳，奔豚汤效果更快些。

第三十三节
气短失眠下肢颤，经方两月病遂安
——间质性肺炎案

赵某，女性，62 岁，山东肥城人。

初诊： 2018 年 9 月 6 日就诊于国际医疗部。

主诉：干咳气短 1 年半。

2016 年 12 月出现干咳气短，于肥城市人民医院院查肺功能（2016 年 12 月 13 日）：第一秒用力呼气容积占预计值 53%，一秒用力呼气量 / 用力肺活量比值 98%，中重度限制性通气功能障碍，小气道病变为主。

胸部 CT（2016 年 12 月 23 日）示双肺可见斑片状及条索影，以双下肺为著，右肺下叶外基底段小空腔影，纵隔内可见轻度淋巴结肿大。

查体：双肺底可闻及少许爆裂音。诊为间质性肺炎，予激素治疗后症状改善。后当地胸科医院予每天 1 次口服泼尼松，1 次 30mg，两个月前减至每天 1 次 5mg 维持剂量。

刻下：爬 2 ～ 3 层楼便觉气短，阴天时感胸闷，无咳嗽，痰少，眠差，晚间 10 点能入睡，半夜醒来后难以入睡，纳可，口干，偶有口苦，大便正常，近日小便不利，久立后双腿不自主打颤。舌胖淡红，苔薄腻，脉右沉细弦，左寸关沉细尺弱。患者诉从肥城到泰安坐汽车晕车。形体略胖，面黄黑。

辅助检查：胸部 CT（2018 年 9 月 1 日）双肺下叶见絮状密度增高影，边缘模糊，双肺炎性病变。

小便不利，且有痰，坐车晕车，脉沉，苔薄腻，此痰饮之象，形体略胖，痰湿之体，面黄多主脾虚，黑为水色，结合前述症状，支持痰饮之证，病在太阴。

失眠，口干，脉细尺弱，此阴血不足之象。

饮阻气机，故平卧胸闷。久立双腿打颤，病机为何？

痰饮证可见肢体颤抖，如苓桂术甘汤之"发汗则动经，身为振振摇"，或真武汤之"振振欲擗地"，因水饮淫溢经络所致。

也可因虚，阴虚不足，无以濡养筋肉所致。本患下肢颤抖之原因可能两者都有。

其他如肝阳化风、热极生风等致肢体颤抖，本患显然没有典型的阳热症状给予支持，不予考虑。

若水湿流注经脉致下肢颤抖，六经辨证当有表证，表证有表阴证与表阳证之别，本患表证属阴证还是阳证？

因患者畏寒肢冷不明显，且口干、偶口苦，辨有内热，故考虑当为表阳证，即本病为太阳太阴合病，且兼血虚水盛。

太阳太阴合病，可选苓桂术甘汤、苓桂姜甘汤等，血虚水盛常用当归芍药散，本患苓桂术甘汤合当归芍药散可选，但患者尚有眠差一症，且较明显，眠差原因考虑与精血不足、魂魄不藏有关，苓桂术甘汤合当归芍药散似不甚合。

左尺弱，示下焦精血不足，想到《金匮》有一方既能治表，又可填下焦精血，且善治疗神志疾病，即防己地黄汤，原文"治病如狂状，妄行，独语不休，无寒热，其脉浮"，本患虽无如狂、独语妄行之症，但眠差与其一类，皆属神魄不安；防己、桂枝、防风可治风湿外袭之太阳表证，重用地黄填补精血，与本患病机十分切合，唯小便不利，可遵仲景意，加茯苓，故取防己地黄汤加茯苓。

处方

防己 6g   炙甘草 6g   桂枝 10g   茯苓 12g

防风 10g   熟地黄 90g

14 剂，免煎颗粒，水冲服，日 1 剂，早晚分两次服。

二诊： 2018 年 9 月 20 日。

患者平卧时胸闷症状改善，痰可排出，睡眠好转，既往凌晨 1 ～ 3 点难入睡，现多能入睡。疾行、上 3 层楼气喘。口干，阵阵汗出，大小便调。舌胖淡红，苔薄腻，脉右沉细弦，左寸关沉细尺弱。

平卧胸闷改善，睡眠好转，小便亦调，考虑方证辨证基本准确。

舌脉如前，疾行、上楼气喘依然，是服药时间尚短，还是方药尚有疏漏？病情已迁延一年有余，且患者已年逾花甲，本已天癸尽竭，且久服激素，更耗精血，故考虑服药时间尚短为主要原因。

但患者阵阵汗出，考虑为津血不足，虚热内扰。可于前方加生脉散以益气养阴。

9 月 6 日方加生晒参 12g，麦冬 15g，五味子 10g。

21 剂，免煎颗粒，服法同前。

三诊： 2018 年 10 月 11 日。

既往平卧胸闷，现已缓解。既往膝盖疼、下肢久立打颤，现已缓解。既往晚 10 点入睡，11：30 醒，凌晨 4 点再入睡。现晚 10 点能睡至凌晨 2 点，醒后天亮前再入睡。既往中午午休最多 10 分钟，现能午休半小时。大小便调，有视物模糊两年病史。舌胖淡红，有裂纹，苔薄白，脉右沉细弦，左寸关沉细尺弱。

诊病以来未诉膝盖疼，因服药该症状缓解，本次复诊特意提出。

视物模糊已经两年，因患者以干咳气短就诊，先前几次就诊未说，本次亦首次告知。

膝盖疼痛与久立腿颤病机相同，缘由水湿下注及下焦精血不足引起，故服药膝盖疼痛、下肢颤抖均得以缓解。视物模糊由精血不足所致。现服药后睡眠明显改善，平卧胸闷已然缓解，结合膝痛、腿颤消失，考虑痰饮、水湿渐祛，精血不足仍著，故增量熟地黄，加菊花以明目。

9 月 20 日方改熟地黄为 120g，加菊花 10g。

14 剂，免煎颗粒，服法同前。

四诊：2018年10月25日。

病情平稳，视物模糊如前，头汗出减少，体力增。近来项背不适，剧时恶心，纳减，口微干，大小便正常。舌胖淡红，有裂纹，苔薄，脉右沉细弦，左寸关沉细尺弱。

体力增，汗出减，说明方证对应。

近来项背不适，此当为表证，为新感外邪之象，剧时恶心，为内有痰饮，复感外邪所致。

项背不适，为葛根证，恶心考虑痰饮则为半夏证，外有新感，补益不宜过用，故予9月20日方加葛根、半夏，合方中桂枝、甘草，仿葛根加半夏汤意，因有汗，故不纳麻黄。

9月20日方加葛根30g，姜半夏10g。

28剂，免煎颗粒，服法同前。

五诊：2018年11月29日。

病情较稳定，天冷后气道似有痰，痰出不畅。睡眠稳定，可从晚10点一直睡到凌晨3点，之后醒后能再睡。得病前常与邻里跳广场舞，病后活动受限，上2楼气喘，广场舞一直被迫中断。现已恢复到能跳广场舞。泼尼松仍为5mg Qd。视物模糊、恶心已。项背不适减轻。舌胖淡红，苔腻，脉右沉细弦，左寸关沉细尺弱。

睡眠持续改善，视物模糊改善，体力明显增强，考虑精血渐充。

项背不适减轻，左尺仍弱，熟地黄加量以增填精之力。

恶心缓解，故去姜半夏，加枳壳一以降气，防去半夏后气机复逆；一以行气，防大量熟地黄碍胃。

10月25日方去姜半夏，改熟地黄120g，加炒枳壳10g。

30剂，免煎颗粒，服法同前。

患者此后的治疗均在防己地黄汤合生脉散的基础上加减，随访过程中病情一直稳定，胸部CT（2019年9月19日）示斑片及条索影较前明显吸收。激素减至5mg，隔日1片。2020年6月16日复诊，查肺功能第一秒用力呼气容积占预计值 83.4%，一秒用力呼气量／用力肺活量比值 102.9%，轻度限制性通气功能障碍，小气道功能异常，弥散量轻度减低，肺一氧化碳弥散功能 70.8%。自诉服中药以来基本未感冒、无咳嗽。

【按语】

患者因其泰安同乡于笔者处治疗间质性肺疾病，疗效满意，介绍其于北京中医药大学东直门医院国际部门诊就诊。

防己地黄汤历来医家用其治疗神志疾病为多，《金匮要略》原文描述该方治疗"治病如狂状，妄行，独语不休，无寒热，其脉浮"，治疗呼吸疾病极少报道。

防己地黄汤以六经辨证应用报道资料少见，多从脏腑辨证指导应用。本患尽管以呼吸症状为主诉，但亦有睡眠问题，依据舌脉症表现，下焦精血不足，内有痰饮虚热，与本方对应病机基本一致，投方后果然效果明显，患者特送锦旗致谢。本方应用时根据仲景原方结合后世医家经验，地黄剂量不能小，总以 90g 以上为宜。

第三十四节
气逆作咳有多方，方证辨证要精详
——慢性咳嗽半年案

孙某，男，64 岁。

初诊：2014 年 7 月 29 日。

主诉：咳嗽半年。

半年来咳嗽不止，于胸科医院就诊，CT：双侧胸膜钙化。服西药抗生素及止咳药乏效。

刻下：阵发性咳嗽，痰出咳止，胸中气满，觉气喘，上冲感，大便基本成形，小便可，纳一般，眠安，口干。舌淡红，苔薄腻，脉弦滑。

2010 年及今年曾查双侧胸水，2 月于胸科医院怀疑结核性胸膜炎予抗结核治疗。

阵发作咳，胸中气满，气喘上冲，苔腻脉弦滑，太阴痰饮之象。

虽无胁下逆抢心，但胸中气满，且觉气逆，与枳实薤白桂枝汤条文相类，加半夏降逆化痰。

处方

| 枳实 10g | 薤白 10g | 清半夏 15g | 桂枝 6g |
| 厚朴 10g | 瓜蒌 30g | | |

7 剂，水煎服，日 1 剂。

二诊：2014 年 8 月 5 日。

服药至第 4 剂时咳嗽减轻，痰量减少，今晨痰量有增，色白泡沫样，大便软、时溏，小便频，口干苦，舌暗苔薄腻，脉弦滑。

服药症减，药证对应。

口干苦，现少阳证，合小柴胡汤。

前方加柴胡 12g，黄芩 10g，生姜 15g，大枣 10g，炙甘草 6g，党参 10g。

7 剂，水煎服，日 1 剂。

三诊：2014 年 8 月 12 日。

咳嗽痰量明显减少，气逆感减轻，气喘明显改善，仍口渴，时口苦，纳谷不馨，大便日 4 次，不成形，小便可，眠安，病减少七成，患者诉该早来看中医就好了，免受半年咳嗽气满之苦。近 10 天两体侧两胁部、双上肢外侧有抓痕，瘙痒，舌淡红，苔薄腻，脉弦滑。

病症大减，方证相合。

两侧抓痕瘙痒，仍属少阳，二诊合入小柴胡汤正确，且瘙痒亦可能为邪气外达之象。

《金匮要略》中描述枳实薤白桂枝汤有"胁下逆抢心"之说，胁下亦似少阳之位，今患者无胁下逆抢心，而有胁部瘙痒，口干苦，结合二诊合入小柴胡汤后症状改善明显，故考虑合并少阳证正确。

仍口渴，瘙痒，加蝉蜕、芦根止痒清热。

大便次频，不成形，桂枝增量增强温中化饮之力。

前方加蝉蜕 6g，芦根 15g，桂枝改为 10g。

7 剂，水煎服，日 1 剂。

【按语】

枳实薤白桂枝汤属太阴方，治疗有痰饮内阻，且有气逆的患者。

与茯苓杏仁甘草汤证和橘枳姜汤证相比，枳实薤白桂枝汤证气逆明显。方中桂枝、枳实都有降逆之效，而厚朴、枳实行气力强。胸满气逆，呼吸疾病中就容易见到此类患者。原方有瓜蒌、薤白，有瓜蒌薤白剂的意味，说明本方偏重治痰。

苓桂术甘汤证也可以出现胸满咳嗽，且有冲逆表现，但苓桂术甘汤证气冲是从心下，不是胁下，两者部位不同。

奔豚汤则气冲从脐下，个别可以是从胸骨后，但也不是胁下气冲。苓桂术甘汤证与奔豚汤证均可出现胸满症状，但均为冲逆时伴胸满，而枳实薤白桂枝汤证胸满可为持续性。

第三十五节
青龙化饮却无效，更增温化调三焦
——嗜酸粒细胞性支气管炎案

王某，女，33 岁。

初诊：2015 年 8 月 20 日国际医疗部。

主诉：咳嗽间断发作 10 个月。

去年 10 月始咳嗽，11 月曾于中日医院检查，诊为嗜酸细胞性支气管炎，吸入布地奈德干粉。咳嗽一直持续至今年 4 月，症减，仍有痰。6 月症状复剧，曾服中药有效。

刻下：咳嗽，来诊时手持一牛皮纸袋，看病时即时时吐痰，痰为白色泡沫，无喷嚏，自觉鼻后分泌物倒流，咽痒，口干喜冷饮，大便正常，小便调。纳眠可，口不苦，舌胖淡红，苔薄，脉沉滑。

既往史：慢性咳嗽 5 年，冬季易作，遇冷及刺激性气味易作。

痰色白量多有泡沫，为水饮之象，遇冷易咳，脉象沉滑，均支持寒饮。

口干喜冷饮，阳明有热。

遇冷加重，鼻涕倒流，仍有表证。

咽痒病在少阳？因无口苦，暂不考虑。

六经辨证为太阳太阴阳明合病。

鼻涕倒流，多表现鼻咽不适，咳痰，可与半夏厚朴汤。

而痰量如此多，太阳太阴阳明合病，则为小青龙加石膏汤。

故处方小青龙加石膏汤合半夏厚朴汤，因小青龙汤中有干姜化饮，故半夏厚朴汤去生姜，易苏叶为苏子，加强化痰之力。

处方

炙麻黄 10g	桂枝 10g	白芍 10g	干姜 10g
细辛 3g	法半夏 15g	五味子 15g	炙甘草 6g
生石膏 20g	厚朴 10g	苏子 10g	茯苓 12g

7 剂，免煎颗粒，日 1 剂。

二诊： 2015 年 8 月 27 日。

阵发性咳嗽，痰多色白，泡沫状，服药汗出，仍痰多，量无变化，晚间亦咳嗽，口干，咽痒，小便正常。舌胖淡暗，苔薄腻，脉沉细滑。

因外证不著，服药汗出，前方炙麻黄减量。

仍痰多，量无变化，考虑非半夏厚朴证，去厚朴、苏子、茯苓，加白芥子化痰饮。

咽痒，阵发作咳，虑少阳之变，合小柴胡汤。

舌暗，加当归化瘀止咳。

前方改炙麻黄为 6g，加柴胡 12g、黄芩 10g、当归 10g、白芥子 10g。

7 剂，免煎颗粒，日 1 剂。

三诊： 2015 年 9 月 2 日。

服药第 2 剂咳嗽几愈，咽中仍有痰，质黏，易饥饿，腹胀，大便略难，口和，鼻后分泌物不明显。舌胖暗，苔薄黄腻，脉沉细滑。

药见大效，方证对应；痰转黏稠，前方减白芥子量，防止过于温燥。

上方改白芥子 6g。

7 剂，免煎颗粒，日 1 剂。

之后守方加减，再两诊，病情完全缓解。

【按语】

首诊处方后自信满满，料想患者饮证无疑，且小青龙汤合入了半夏厚朴汤，增强化饮之能，必定有效，不想一周后患者仍然手持牛皮纸袋来诊，痰量无变化，但审证仍属水饮。遂去半夏厚朴汤，增白芥子化痰饮，合小柴胡汤通利三焦水道，因舌暗，加当归以养血活血，经此调整，服药两剂咳嗽几愈，其变化之快也令笔者惊奇。说明方证虽然对应，但个别药物对疗效有时也有很大影响。

至于此患者调方后到底是白芥子还是小柴胡起到了主要作用，不好说清，应该两者都有作用。患者后来两个冬天均有发作，以此方加减，增附片、补骨脂等强壮之品，病情日渐改善，2020年后未再发作。她和丈夫有时带其子治疗过敏性咳嗽。

第三十六节
舌脉为凭定经方，胸闷五月一周康
——哮喘胸闷五月案

孔某，女，53 岁。

初诊： 2014 年 2 月 13 日国际部。

主诉： 胸闷 5 个月。

患者 2013 年 9 月无明显诱因开始出现胸闷，无咳嗽，无咽痛，曾就诊于广安门医院、军区总医院检测，诊为：过敏性鼻炎，支气管哮喘。予万托林及激素类喷鼻剂、开瑞坦治疗，症状略有改善。

刻下：胸闷，无咳嗽，无痰，无喉中哮鸣，大便不畅，小便可。舌胖暗苔薄，脉寸沉关尺滑。

2013 年体检胸片、心电图均正常。查：双肺呼吸音清，未闻及干湿啰音。

既往史：过敏性鼻炎病史 7 年。

患者无寒热、身痛等外证，无口干、便干之阳明里证，无口苦、咽干之少阳病，无寒热错杂表现，非厥阴病。

唯有胸闷一症，结合寸沉关尺滑，考虑痰饮停滞上焦。

舌质暗，胸闷，内有瘀血。

病在太阴，痰瘀交阻。

上焦有痰，痹阻胸阳，当用瓜蒌薤白剂，治以瓜蒌薤白半夏汤。

瘀血证，且痰瘀交阻，桂枝茯苓丸最宜。

方用瓜蒌薤白半夏汤合桂枝茯苓丸。

处方

全瓜蒌 30g	薤白 10g	清半夏 15g	桂枝 10g
茯苓 12g	牡丹皮 10g	白芍 10g	桃仁 10g

7剂，水煎服，1日2次。

二诊：2014年2月20日。

自诉服至第3剂胸闷明显减轻，症减6分，目前症减8分，近3天晚间7～8点时喷嚏、鼻塞，流涕，眼部灼痛不适，口干。舌暗苔薄黄，脉寸关细尺小弦。肺功能检查：通气功能正常。

1周而症大减，说明方证相合。

咽部灼痛，少阳病，前方合小柴胡汤。

定时喷嚏、鼻塞，太阳病，前方已有桂枝、白芍调和营卫，不需加药。

前方加柴胡12g，黄芩10g，炙甘草6g。

7剂，水煎服，1日2次。

后守方服药一个月，症几无，西药均停。

【按语】

患者为企业高管，公务忙碌，既往过敏性鼻炎病史，以胸闷为主诉，但喉无哮鸣，非典型哮喘。心电图等均无异常，非冠心病。然胸闷为主，仍属胸痹。寸脉沉，《濒湖脉诀》云：寸沉痰郁水停胸。结合关尺滑，为痰饮之象，舌胖，脾虚之征，结合胸痹之脉象特点为阳微阴弦，此患完全符合，处瓜蒌薤白半夏汤；且病情日久，舌暗胸闷，"病者胸满，唇痿舌青"，内有瘀血；血瘀诸方，桂枝茯苓丸饮瘀并治，且桂芍和营卫，而兼主外证，本患有喷嚏流涕，故以桂枝茯苓丸最宜。两方合用，不料一周而症去八成，实出患者意料。后经加减调治月余，西药停用，而症状缓解。之后患者还曾介绍其他患者来诊。

本患症状较少，主诉胸闷，因兼症较少，故确定方证主要依赖舌脉，以寸脉沉定瓜蒌薤白剂，以舌质暗定桂枝茯苓丸，因此经方的方证辨证是灵活多样的，有时候舌脉尤其是脉象非常重要，当然这些还要依据仲景原文。

王某，男，59 岁。

初诊：2021 年 3 月 3 日。

间质性肺疾病患者，2015 年曾经于笔者门诊就诊。近一周咳嗽，血氧 91%～92%，痰多色白质稀，外院与服富露施，效果欠佳，无喷嚏流涕，口和，大小便正常。舌暗红，苔黄腻，脉沉细弦。

痰白质稀，量多，脉沉细弦，水饮之象，病在太阴。

舌暗，内有瘀血。

舌红，苔黄腻，化热之征。

苔黄腻，与湿热之舌苔很相似，但综合痰稀薄量多，仍考虑饮郁化热，小青龙加石膏汤。

已有化热之象，且寒饮温化后易转少阳，故虽无典型少阳证，亦先合小柴胡汤。

处方

炙麻黄 6g	桂枝 10g	白芍 10g	干姜 6g
细辛 3g	五味子 15g	清半夏 10g	炙甘草 6g
柴胡 12g	黄芩 10g	当归 10g	生石膏 20g

14 剂，免煎颗粒，日 1 剂。

二诊：2021 年 3 月 17 日。

咳嗽咳痰明显减少，咽干，晨起明显，病减 6 分，痰色白质稀，大便正常，舌暗红，苔黄腻，脉沉弦滑。

药已见效，前方续用。

出现咽干，提示温化后病已转阳，加芦根清热利湿。

前方加十芦根 15g。

14 剂，免煎颗粒，日 1 剂。

三诊：2021 年 4 月 14 日。

仍咳嗽，气短，胸堵、气吸不到底，咳白痰质稀，有泡沫，口干不欲饮，大便正常，小便可，怕冷，无泛酸。舌暗苔腻，脉细弦沉。

病情处于平台期，未再好转。

气短胸闷，脉沉，提示上焦有痰，前方合瓜蒌薤白半夏汤化痰宽胸。

前方加全瓜蒌 30g，薤白 10g。

14 剂，免煎颗粒，日 1 剂。

四诊：2021 年 4 月 28 日。

咳嗽减轻，白稀痰，咳再减半，胸闷减，仍有气短，二便正常，痰有泡沫，尿赤。舌暗红，苔腻微黄，脉右沉细弦，左弦滑。

调方后咳嗽在原来基础上再次减半，说明调方准确。

尿赤舌红，仍有里热，苔腻微黄，总虑有湿，加杏仁、薏苡仁除湿。

前方加杏仁 10g，炒薏苡仁 15g。

14 剂，免煎颗粒，日 1 剂。

守方再诊，症状缓解。

【按语】

间质性肺疾病若见咳嗽稀薄痰，量多者，一些患者治疗起来非常棘手。本患因是间质性肺疾病患者，主诉"咳嗽，痰多稀白，有泡沫"，当时不敢说肯定是寒饮证。尤其看舌苔反而是黄腻苔，出现了症与舌象矛盾，症状是寒饮，舌苔似湿热，后据脉象沉细弦，考虑饮郁化热。投小青龙加石膏汤合小柴胡汤，果然复诊咳嗽好转，病愈六分，颇感得意，但三诊出现平台期，病未再减，据其胸闷气短，考虑痰饮停胸，合瓜蒌薤白半夏汤，气短、胸闷得减，后毕竟舌苔黄腻，湿热亦难说没有，合入杏仁、薏苡仁兼顾，终获症除。

本案若初从湿热治疗，必无如此之效。可见舌苔之于经方，可参而不可执。然痰饮水湿可以相互转化，亦可相兼为病，临证亦不可过于拘泥。

案例印象深刻，收效后欣喜之余，以一首西江月记录此案：

西江月　咳嗽

苔腻颇同湿热，稀痰审系寒饮。皆因水液不化津，明辨阴阳要紧。

寒饮直须姜桂，湿热总主三仁。青龙一剂雨行云，报道咳失六分。

第三十八节
舌象为凭定阴阳，半月发热用小方
——半月发热小方退热案

林某，女，57岁。

初诊： 2019年1月19日。

朋友母亲，福建人，来京照看外孙年余。2019年1月18日外出受凉后发热、恶寒、身痛，咽喉不利，清涕，轻咳，痰白黏，二便如常，舌尖红，苔薄，脉未查，体温最高39℃，微信网诊。

发热恶寒，身痛，流涕，太阳病。

咽喉不利，少阳病。

痰白黏，舌尖红，里有热，阳明病。

考虑三阳合病，因以恶寒、发热、身痛为主，咳嗽不重，且无汗，予大青龙汤合小柴胡汤合方，加桔梗利咽止咳。

处方

炙麻黄10g	桂枝10g	杏仁10g	炙甘草6g
生姜10g	大枣10g	生石膏45g	柴胡15g
黄芩10g	清半夏10g	桔梗10g	

3剂，水煎服，日1剂，分3次服药。

二诊： 2019年1月24日。

20日于民航总医院就诊，诊断为"上呼吸道感染，急性支气管炎"，予磷酸奥司他韦，左氧氟沙星，泰诺林口服，发热不退，且咳嗽加重，后于民航总医院肺部CT诊断为肺炎，静点莫西沙星3天后改为口服莫西沙星3天，热降而未正常，咳嗽剧烈，痰多色白质黏，食欲可，气道痒，胸闷，晚间为剧，影响休息，舌淡红，苔薄白腻，脉沉细滑。

热虽降未正常，表证未退。

咳嗽，痰多白黏，舌苔白腻，内有痰热，病属阳明。

气道痒，胸闷，考虑胸膈郁热，亦可能与病入少阳有关（少阳病胸胁苦满，可见胸满表现），发热波动，仍考虑与少阳往来寒热相似。

因此考虑六经辨证仍为三阳合病，少阳病小柴胡汤无疑；太阳阳明合病，太阳表实证已不著，现以咳嗽为主，考虑麻杏石甘汤证；而胸膈郁热，为栀子豉汤证。痰多，加陈皮化痰，加桔梗化痰止咳。

处方

炙麻黄 6g	杏仁 10g	生石膏 30g（先煎）	炙甘草 6g
柴胡 15g	黄芩 10g	清半夏 10g	生姜 10g
大枣 10g	北沙参 10g	炒栀子 10g	淡豆豉 10g
桔梗 10g	陈皮 10g		

5 剂，水煎服，日 1 剂。

三诊：2019 年 1 月 29 日。

1 月 29 日电话问诊，咳嗽明显改善，后基本不咳，但发热一直未退，体温每天最高 38℃，大便干燥、两日未行，口干，纳食好，因近年关，且已经有疫情，故不宜见面，舌脉未查。

咳嗽已愈，大便干燥，口干，纳佳，阳明实证。

发热，无恶寒，太阳表证不支持，单纯从阳明里热解释亦欠妥。

结合前面三阳合病，与《伤寒论》第 257 条：病人无表里证，发热七八日，虽脉浮数者，可下之。此条文胡希恕老师主张用大柴胡汤加生石膏，故暂且遵胡老方案，加桔梗止咳，防止咳嗽再发。

处方

柴胡 24g	黄芩 10g	清半夏 10g	生姜 10g
大枣 10g	枳实 10g	白芍 10g	生大黄 3g
生石膏 45g	桔梗 10g		

3剂，水煎服，日1剂。

四诊：2020年2月3日。

微信网诊，药后大便通，且便溏，日2～3行，仍发热依旧，体温每日37.8℃，精神及饮食均好，自服连花清瘟胶囊，舌尖有红点，中根部舌淡暗，根部腻苔。

大便已通，口不渴，阳明证除。

无口苦，无不欲饮食等少阳证表现，无恶寒身痛，表证亦不明显。

舌淡暗，苔根部腻，结合便溏，考虑太阴病。

舌尖有红点，上焦浮热。

寒热错杂，从经方而言，附子泻心汤因有大黄、黄连，苦寒泻下不宜；黄连汤可考虑，但本患上热不重，且无腹痛欲呕之下寒冲逆表现；半夏泻心汤类方证均有中焦痞满、下利且胃气上逆表现，本患也不具备；乌梅丸证寒热均明显，本患也不适宜；柴胡桂枝干姜汤似乎可选，但本患无口渴心烦表现，缺乏津伤，而有寒湿。

思来想去，借鉴归一饮方，以附片、干姜、大枣补虚温阳除湿，以金银花、连翘清解浮热。

处方

炮附片9g（先煎）　　　　干姜9g　　　　大枣20g　　　　连翘9g

金银花9g

3剂，水煎服，日1剂。

五诊：2020年2月5日。

2月4日晚间服药，5日体温即恢复正常，未再发热，无任何不适。嘱余药服完停药，后体温一直正常。

【按语】

此患诊治期间正值新冠感染敏感时期，且多网诊，病情迁延。初起外寒里热，假令能坚用中药，内清外散，料必可汗出热退而向愈。却因担心

经方拍案

传染外孙，西医院就诊而以苦寒之抗病毒及抗生素治疗，引邪入里，乃至咳剧热留。静脉滴注、口服抗生素虽撤其热势，但邪气留恋。且春节放假，诸事繁多。故以麻杏石甘汤合小柴胡汤、栀子豉汤，三阳合治，里邪外达，咳嗽渐解，而低热依然，大柴胡汤通腑泄热而热不稍减。

再观舌象，始悟本患当为阴证发热，取法附子泻心汤之意，四逆汤易甘草为大枣，取姜附温阳化湿，大枣健中，少佐金银花、连翘清热，药剂虽轻，却取桴鼓之效。"善诊者，察色按脉，先别阴阳"，信乎！

此外，患者最后一诊处方，舌象成为非常重要的依据，经方辨证，多以症状、脉象为凭据，本患因客观原因，不能脉诊，但依据症状及舌象，处方亦收到良好效果，因此舌象可作为经方辨证的有益参考。

第三十九节
湿热时方热不退，经方合方疹出愈
——手足口病高热案

赵某，男，6岁。

初诊：2019年9月9日。

主诉：发热4天。

4天前始发热，6日于华信医院查血常规：WBC 8.98×10⁹/L，NE 64.2%，CRP正常。服藿朴夏苓汤方效不佳，今日查血WBC 7.9×10⁹/L，NE 56.2%，CRP 11.8mg/L，支原体IgM（＋）。体温最高40℃，服退热药汗出热退，旋即复升。

今晨体温38.1℃，无恶寒，无身痛，无流涕，大便7日1次，臭秽，不欲饮食，多眠睡，咽痛，牙龈疼，舌暗红，苔黄腻，脉浮弦。

发热，无恶寒，无身痛流涕，太阳病不显。

大便7日1行，牙龈疼，阳明病。

发热反复，不欲饮食，咽痛，少阳病。

考虑三阳合病。

《伤寒论·辨少阳病脉证并治》第268条："三阳合病，脉浮大，上关上，但欲眠睡，目合则汗，此上焦不通故也，宜小柴胡汤。"本患多眠睡与此相同，但本患为少阳阳明合病，大便不畅，予大柴胡汤为宜，加桔梗利咽，加生石膏加强清热之力。

舌苔黄腻，兼夹湿邪，加苍术化湿。儿童多兼食积，且加焦神曲消导。

处方

柴胡 20g	黄芩 10g	清半夏 10g	生姜 10g

大枣 10g　　　　枳实 10g　　　　白芍 10g　　　　生大黄 5g

生石膏 45g（先煎）苍术 10g　　　焦神曲 10g　　　桔梗 10g

3 剂，自煎，日 1 剂。

二诊： 2019 年 9 月 11 日。

服药大便日 4～5 次，无腹痛，昨日体温最高 37.9℃，今日体温 37.4℃，咽痛已，牙龈痛，多汗，口唇、手指颈部出疱疹，外院诊断为手足口病。舌淡红，苔中根腻，脉细滑。

大便已通，体温已降，咽痛缓解，方证对应。

口唇手指等处出疹，邪气外达。

大便次频，改大柴胡汤为小柴胡汤，去生姜防其燥热，留大黄清热解毒。

咽痛已，去桔梗。

牙龈仍痛，汗出，阳明热盛，加知母加强清热之力，与石膏、党参取白虎加人参汤之意。

前方去枳实、白芍、生姜、桔梗，加党参 10g，炙甘草 4g，知母 10g。

4 剂，自煎，日 1 剂。

三诊： 2019 年 9 月 16 日。

12 日体温正常，14 日始进食改善，大便软，口偶干，口唇手足颈项疱疹均退，汗出，舌淡红，苔薄黄腻，脉细。

查血常规：WBC $8.91×10^9$/L，N 51.4%，L 42.8%，CRP＜1mg/L。

诸症均退，方证准确。

汗出苔薄腻，湿热犹存，转薏苡竹叶散化湿清热收功，加蒲公英清热解毒，焦神曲消导。

处方

杏仁 10g　　　　白蔻仁 6g　　　　生薏苡仁 18g　　　通草 6g

滑石 10g　　　　连翘 15g　　　　淡竹叶 10g　　　　茯苓 10g

生甘草 6g　　　　焦神曲 10g　　　蒲公英 15g

7剂，自煎，日1剂。

【按语】

患儿高热4日，几无外证。舌苔黄腻，似是湿热，然藿朴夏苓汤未取寸效。以六经而言，咽痛、默默不欲饮食，少阳证明；牙痛、多眠睡，大便1周1行，阳明证确；舌苔黄腻，显系夹湿。

第268条"三阳合病，脉浮大，上关上，但欲眠睡，目合则汗"，本患太阳证不显，属少阳阳明合病。《伤寒论》第257条"病人无表里证，发热七八日，虽脉浮数者，可下之"，此条亦与本患有相似之处。

条文虽未列处方，依胡希恕老师之意可予大柴胡加石膏汤。遂处大柴胡汤加石膏、苍术，仿朱肱白虎加术意。大便不干而用大黄，温病下不厌早也。药后大便溏而疹出多汗，脉转细滑。邪已外达，津液恐伤，遂改大柴胡为小柴胡汤，多汗，改白虎加参汤，以扶正祛邪。三诊热退疹消，胃纳渐复，舌苔亦退，转薏苡竹叶散化湿清热收功。

手足口病多发生于5岁以下儿童，本病由肠道病毒如柯萨奇病毒A16型及肠道病毒71型引起。感染途径包括消化道、呼吸道及密切接触传播。急性起病，发热、口痛、厌食、口腔黏膜出现散在疱疹或溃疡，位于舌、颊黏膜及硬腭等处为多，也可波及软腭，牙龈、扁桃体和咽部。手、足、臀部、臂部、腿部出现斑丘疹，后转为疱疹，疱疹周围可有炎性红晕，疱内液体较少。手足部较多，掌背面均有。少数病例病情进展迅速，在发病1～5天左右出现脑膜炎、脑炎、脑脊髓炎、肺水肿、循环障碍等，极少数病例病情危重，可致死亡，存活病例可留有后遗症。

西医主要是对症处理。从其症状表现而言，手足口均阳明所主，且有疱疹，似以阳明湿热为主，指南中亦以湿热为主要病因，选方甘露消毒丹、清瘟败毒饮等。本患从经方入手，症退亦速。无论经方时方，临证处置得当，即是妙方。

孟某，女，42 岁。

初诊： 2022 年 6 月 20 日。

主诉： 咳嗽 10 个月。

去年 8 月因饮冷后咳嗽，干咳，觉气道底部震动，每震动则作咳。曾于北医三院查肺功能正常，予信必可、万托林吸入有效，但未愈，后于我院服中药柴朴汤之属无效。

刻下：咳嗽，咳前觉气管底部震动，遇冷风、空调则咳，无痰，大便正常，略黏，小便可，口苦。无反酸，无胃胀，月经后期，量正常，偏头痛。舌淡红，苔薄，脉细弦。

饮冷伤肺，迁延失治。气管底部震动，病位在里。

病缘饮冷，大便略黏，遇风冷咳嗽，必有湿饮。

而口苦，便黏，内有郁热。

病属太阴阳明合病

每发咳嗽，证明人体仍欲将其咯出，但病位较深，近乎胃脘，唯辛开苦降，寒热并用，助人体自身良能，或从上出，或从下袪。

栀子干姜汤辛开苦降，寒热并用，符合六经辨证。

处方

炒栀子 12g　　　干姜 6g

7 剂，免煎颗粒，日 1 剂。

二诊：2022年6月27日。

服药至第3剂症状即明显改善，1周症状未作，既往口黏，现口中清爽，大便正常，口苦已。舌淡红，苔薄黄，脉细弦。

药见大效，效不更方。

前方7剂，免煎颗粒，日1剂。

【按语】

咳嗽日久，医者多易考虑复杂，而本患病因明确，饮冷引起；症状简单，气道底部震动作咳。咳嗽起始部位非常关键，若咽痒作咳，考虑少阳为多，而本患为气道底部震动作咳，病已入里；从部位而言，当属胸膈，以栀子类方为宜。

入里有寒热阴阳之分，本患既有郁热，又有寒饮，故栀子豉汤类方不够精准。寒热并用，栀子干姜汤为的对之法。投药果一周大效，两周症愈。十月之咳，两周而痊，仲景之功也。乃于微信圈感而诗以记之：

治一女患，久咳数月，简药建功。须知病为本，工为标也。

审因识证治非难，

难在空心法自然。

识得顺势真妙趣，

辛开苦降药不繁。

第四十一节
小大不利急治标，喘憋胸闷一剂消
——晚期肺癌喘憋案

张某，女，55岁。

初诊： 2015年5月24日。

主诉： 进行性喘憋加重6个月。

患者2015年5月12日入院，经检查，西医诊断：肺部恶性肿瘤合并阻塞性肺炎腺癌，T4N3M1期，右侧胸腔积液，心包积液，多发骨转移，低氧血症。

入院后（5月12日～5月23日）予抗感染，解痉平喘，吸氧，利尿治疗，喘憋减轻，胸水明显减少，后病情反复，喘息加重。

2015年5月24日查房时见：形体羸瘦，端坐喘息，咳嗽，痰黏难出，大汗出，小便量少不畅，大便不通，数日未行，腹胀膨隆，纳差，夜不能寐。

查体：双肺满布痰鸣音，水泡音，双下肢可凹性水肿，腹部膨隆，触之有包块，压痛。舌暗红，少苔，脉滞涩。主管大夫已向家属交代后事。

小便不畅，下肢水肿，喘息不得卧，内有痰饮。

痰黏难处，饮郁化热。

大便不通，腹胀膨隆，触之包块，阳明腑实。

舌暗红，阳明里热，少苔，大汗出，津血不足，虚热内扰。

脉滞涩，燥结较重。

证属太阴阳明合病。病势危急，急则治其标，现以阳明腑实为急，姑拟化痰通腑。

处方星蒌承气汤。

胆南星 6g   大黄 10g   芒硝 6g（冲）   厚朴 15g

炒枳实 15g   全瓜蒌 30g

3 剂，水煎服，日 1 剂。并嘱密切观察病情变化，大便通则停服。根据情况转扶正祛邪。

当日服药 1 次，大便泻下 2 次，泻出大量粪便（坐便盆一盆），腹胀、咳喘随之大减。后经调理一周后出院。

【按语】

本患是病房查房时治疗的一位患者，中年女性，肺癌晚期，形体消瘦，大肉已脱，面色晦暗，喘憋不能平卧，当时住在靠窗的一个床位，因病势危重，西医各种治疗均已用遍，故已反复跟家属交代后事。查房时腹诊脐周膨隆，触之有包块且疼痛，询问家属，大便数日未行。小便短少。

《内经》有云：小大不利治其标。急当通腑，虽是虚人，但因住院可以及时观察病情变化，遂大胆处方星蒌承气汤，上以化痰，下以通腑。当时众多研究生随同查房，记录病情变化，后当日服中药一剂而泻下大量大便，腑气一通，痰随之降，咳喘大减，调理一周而出院，患者及家属颇为满意。约两个月后患者再次因病情变化而住院抢救间，惜病情危重，未能回天。

或问：患者小大不利，小便量少，下肢水肿，内有水饮，为何不联用利水化饮之剂？答：此人痰饮均有，舌暗红，痰黏难出，饮已化热，暂以瓜蒌、胆南星处理，整体以阳明腑实为急，故先以通腑为主，病情急迫，更宜用药精专，若面面俱到，恐影响疗效。

或问：患者恶病质，大汗出，正气大虚，是否要合入扶正之品？答：患者正虚邪盛，祛邪即是扶正，故当以通腑为主，因患者身处医院，可以随时观察处理，若在家中，佐少许扶正药物，仿黄龙汤之意，也未尝不可。

第四十二节
以方测证辨病机，冷僻经方显活力
——过敏性鼻炎十年案

王某，女，33岁。

初诊：2022年9月13日。

主诉：喷嚏流涕10年，复发1个月。

喷嚏流涕10年，严重时气喘咽紧，春秋发作，秋季为重，服西替利嗪控制。此次8月中旬发作，咽痒，喷嚏流清涕，服西替利嗪、孟鲁司特，昼间无症状，晨起黄涕有血丝，二便正常，口干，呼吸道干热，口微苦，纳可，眠可，二便正常，月经正常。舌胖暗尖红，苔薄白，脉寸沉、关尺细滑。

喷嚏清涕，寸沉，外寒里饮。

口干呼吸道热、口微苦、有黄涕血丝，内有郁热。

脉细口干，津血不足。

寒热错杂，津血不足，且兼寒饮，麻黄升麻汤证。

处方

炙麻黄 10g	升麻 10g	当归 10g	茯苓 12g
炒白术 10g	白芍 10g	天冬 10g	生石膏 20g
干姜 6g	桂枝 10g	黄芩 15g	知母 15g
玉竹 15g	炙甘草 10g		

7剂，水煎服，日1剂。

二诊：2022年9月23日。

服药当晚鼻塞缓解，前2～3天症状明显缓解，黄涕止，偶喷嚏，咽鼻热痒缓解，服中药后西药一直未用，近2日有黄涕痂，鼻通气，既往服西药虽然不打喷嚏，但仍鼻塞。大便正常，眠安。舌尖红，苔薄腻，脉右寸沉、关尺细滑，左细滑小弦。

药后大效，方证对应。

有黄涕，有饮热，上方加桑白皮清热利水。

前方加桑白皮15g。

7剂，水煎服，日1剂。

三诊： 2022年10月11日。

服药至10月2日无药，已经停药一周，鼻塞缓解，喷嚏已，咽鼻热痒缓解。偶尔黄涕成痂。停药后稍有咽部不适，服药时觉咽部舒适。大便服药时日2～3次，成形，停药后日1次。口微干，较服药前明显好转。服药第 1 周睡眠正常，第二周多梦，停药后好转。舌淡红，尖略红，苔薄，脉沉细滑。

诸症均解，说明方证相应。

停药咽部不适，病转少阳。

口微干，里热未净，兼津血不足。

小柴胡汤和解少阳，加当归、川芎养津血，薄荷、蒲公英通鼻窍，清里热。

处方

柴胡 12g	黄芩 10g	清半夏 10g	生姜 10g
大枣 10g	炙甘草 6g	党参 10g	当归 10g
川芎 10g	薄荷 10g	蒲公英 15g	

7 剂，水煎服，日 1 剂。

【按语】

"伤寒六七日，大下后，寸脉沉而迟，手足厥逆，下部脉不至，喉咽不利，唾脓血，泄利不止者，为难治，麻黄升麻汤主之"。麻黄升麻汤作为厥阴篇一张药物相对比较多的方子，有些学者认为不是仲景方，后世学者对该方研究也相对偏少。从厥阴病认识该方没有问题，但若从组方特点认识此方，更利于临床应用。

本方有麻黄、桂枝可解外，干姜、桂枝、茯苓、白术可化湿饮，升麻、石膏、黄芩、知母善清里热，玉竹、当归、白芍、天冬可补津血。本患流清涕、呼吸道干热、口干微苦，涕有血丝，显示寒热错杂，寸沉，上焦有水饮，脉细，津血不足。与麻黄升麻汤所治非常相合，且与原文对比，鼻痒、涕带血丝、呼吸道干热，与咽喉不利、唾脓血相类，喷嚏清涕与泄利不止虽然一在上窍，一在下窍，但均属湿饮之病，再加之寸脉沉，因此从条文对比分析，麻黄升麻汤亦属可选。果然用药大效。

第四十三节
亦步亦趋遵仲景，腹痛头痛病自宁
——感冒后头痛腹痛案

杜某，女，61 岁。

初诊：2015 年 7 月 13 日。

主诉：头痛腹痛 3 天。

本患为余之老患者，多次于门诊就诊治疗咳嗽。此次诉 3 日前外出头痛，自服藿香正气胶囊，昨日吹电扇受凉，身冷痛，服热水汗出后症减，大便 4 次，质溏，现腹痛不适，头痛，干呕，无身冷，无发热，舌胖淡红，苔薄腻，脉细滑。

病起受凉，现干呕腹痛，《伤寒论》说"伤寒中风，有柴胡证，但见一证便是，不必悉具"，呕为少阳证常见症状，腹痛也是可见之症，故本患有少阳病。

头痛，结合前有身冷痛，考虑太阳病。

太少合病，是否用柴胡桂枝汤呢？可以选的，本方可以外散太阳，和解少阳，且善治腹痛，唯有腹泻，似乎柴胡桂枝汤稍欠。

其他方呢？黄芩汤是治疗太阳少阳合病之方，该方以方测证，太阳外证不著，以少阳为主，且善治下利腹痛，正与本患表现相合。

因有干呕，按《伤寒论》原文加半夏、生姜。

处方

| 黄芩 10g | 白芍 10g | 生姜 15g | 清半夏 15g |
| 大枣 10g | 炙甘草 6g | | |

7 剂，水煎服，日 1 剂，不适随诊。

二诊：2015 年 7 月 20 日。

患者诉当天服药 20 分钟腹痛止，晚间服药后头痛已，现大便日 1 次，不成形，食咸易咳，眼干涩，舌胖暗，苔薄腻，脉细滑。

腹痛、头痛、干呕均缓解，外证已除。

大便不成形，太阴不足。

眼睛干涩，津血不足，上有虚热。

寒热错杂，病属厥阴，处以甘草泻心汤。

处方

| 炙甘草 12g | 黄芩 10g | 黄连 6g | 干姜 6g |
| 党参 10g | 大枣 10g | 清半夏 10g | |

7 剂，水煎服，日 1 剂。

【按语】

《伤寒论》第 172 条"太阳与少阳合病，自下利者，与黄芩汤；若呕者，黄芩加半夏生姜汤主之"，黄芩汤由黄芩、芍药、大枣、甘草组成，按仲景药证，加芍药多为有腹痛之时，因此可以推断，太阳少阳合病之下利用黄芩汤多伴腹痛，个人临床应用体会也是如此。

本案患者形体偏胖，湿盛之体，时值夏令，湿热之季，复感风寒，出现腹痛下利，头痛身痛，时方多以藿香正气为治。但本患服藿香正气胶囊效果不理想，按六经辨证，是典型的太少合病，因腹痛下利，选黄芩汤，而干呕，正合条文中黄芩加半夏生姜汤，原方投方，恐感冒加重，嘱咐不适随诊。不想服药后不足半小时腹痛缓解，晚间第二次药后头痛缓解，症去大半，可见经方药味虽简，但方证准确，疗效迅速。

第四十四节
饮水则吐病新冠，治疗未必五苓散
——新冠饮水则吐发热不退案

孙某，男，12 岁。

初诊： 2022 年 12 月 20 日。

主诉： 发热 3 日。

患者视频就诊。前日发热，母亲亦发热，新冠抗原阳性。昨日上午体温 39.4℃，伴呕吐，服布洛芬热退。昨日半夜服布洛芬，现体温 38.1℃，今日仍不能喝水，进食水则吐，身痛，无口渴口苦，无咽痛，大便 2 日未行，小便少，舌淡红，苔薄腻。

发热身痛，属表证；无口渴口苦，无少阳阳明病；进食水则吐，小便少，苔腻，太阴痰饮病；综合看，属太阳太阴合病。

服布洛芬已然发汗，不能再用麻黄类方。

桂枝类方似可选用，但此患内有水饮，单纯桂枝汤亦不相宜。

若从水饮兼表，且饮水则吐，考虑五苓散，但五苓散证病兼阳明，多有口渴，不作首选。

伤寒论第 28 条 "服桂枝汤，或下之，仍头项强痛，翕翕发热，无汗，心下满微痛，小便不利者，桂枝去桂加茯苓白术汤主之"，本方适合太阳太阴合病，且以太阴为主，兼生姜解表。虽原文未提及饮水则吐，但本方六经辨证与本患相符，且病机吻合，与原文也颇多相类，当作首选。

处方

茯苓 30g	生白术 20g	生姜 20g	生甘草 15g
赤芍 20g	大枣 20g		

5 剂，水煎服，日 1 剂。

二诊：2022 年 12 月 27 日。

当晚服药后热退吐止，现咽中不利，清嗓，鼻涕，无身痛，大便正常，舌淡红，苔薄白略腻。

服药热退吐止，证明方证相应。

现鼻涕，仍有太阳病。

咽中不利，清嗓，苔腻，太阴病。

太阳太阴合病，半夏厚朴汤证。

处方

清半夏 15g	厚朴 10g	苏叶 6g	茯苓 12g
生姜 10g			

6 剂，水煎服，日 1 剂。

三诊：2023 年 1 月 3 日。

唇红裂缝，一直喝水，有鼻涕，吃饭不好，大便偏干，睡眠不好，时翻来覆去，清嗓。舌淡红，苔薄腻。

鼻涕，清嗓，苔薄腻，半夏厚朴汤证未解。

唇红，便干，翻来覆去，睡眠不安，阳明里热，栀子豉汤证。

半夏厚朴汤合栀子豉汤，加桔梗利咽，芦根清热生津。

处方

清半夏 10g	厚朴 10g	苏叶 6g	生姜 10g
茯苓 10g	炒栀子 10g	淡豆豉 10g	桔梗 10g
芦根 15g			

服法同前。

【按语】

本患为本人老患者，有过敏性鼻炎、支气管哮喘病史，素有痰饮。新冠感染后服布洛芬热不退，且出现呕吐等脾胃病症状，无少阳病表现，考虑水饮为患。整个症状表现与《伤寒论》第 28 条非常相似，只是原文没有提到饮水则吐，明确治疗水逆证的多是五苓散，但五苓散证与本患六经辨证不完全吻合，故择桂枝去桂加茯苓白术汤，一剂建功。

之后又曾治疗一成年新冠感染患者，也是服麻黄类中药方热不退，且饮水则吐，与桂枝去桂加茯苓白术汤，服后当即吐止，能进食，一日后热退。可见水逆一证，未必非用五苓散不可，还要详辨六经方证。

某女，45 岁。

初诊： 2020 年 10 月 10 日。

形体偏丰，10 日前外感，初始咽痛，服连花清瘟胶囊 3 日，咽痛缓解，之后鼻塞，服鼻炎舒胶囊好转，复转咳嗽。10 日上午服通宣理肺丸未效，微信求诊，当时忙碌，随口告以服小柴胡颗粒，即便无功，但不致偏。

午后病患自觉病势下行，自行服用鲜竹沥液，复求一汤方以求速愈。先发舌象，淡胖暗苔薄，微信诉微喘，胸闷，咽喉不痛，鼻塞，干咳痰少。刚思是否以发散风寒之麻黄汤抑或三拗汤予之，稍加思索，阳明少阳证仍需除外，故微信问口渴口苦与否？答曰：无，且云无发热，有汗畏冷。顿时庆幸未操切以麻黄汤或三拗汤敷衍。

无汗用麻黄，有汗用桂枝，仲师成法。

此患初始咽痛，少阳自病，后鼻塞，太阳并病。

连花清瘟胶囊与鼻炎舒均偏寒凉，少阳郁热虽解，而太阳之表未解。

仲圣云"太阳病，下之微喘者，表未解故也，桂枝加厚朴杏子汤主之"，此患迭用寒凉药，虽大便未溏，但与下法相类，故患者自觉病势下行。

不渴不苦，咽喉不痛，无少阳阳明证。

断为太阳桂枝加厚朴杏子汤证，仲景既云主之，用之当无疑义。乃果断书桂枝加厚朴杏子汤原方 3 剂。

处方

桂枝 10g	白芍 10g	生姜 10g	大枣 10g
炙甘草 6g	杏仁 10g	厚朴 10g	

3剂，水煎服，日1剂。

二诊：2020年10月11日。

当日患者晚10点服药1次，今晨微信告知肺部清亮，周身舒适，咳嗽大减，且云药甜价廉，并致谢忱。且自嘲曾虑药少剂量不够，胸闷时有些许恐惧与焦虑，现已大减。至晚间微信告知咳嗽已好转七成，昨日上午还少许咳嗽，下午基本不咳，且畏寒缓解，自觉身暖。今日咳止痰消，微有气短，已然恢复锻炼。

药见大效，嘱继服余药。

【按语】

远程看病已成潮流，但因无脉象，故问诊尤宜从细。

本患若见微信一二症及舌苔，想当然予麻黄汤或三拗汤，必贻害患者。即便以口渴口苦除外阳明证、少阳证，不细问汗出与否，鉴别表实表虚，亦难中的，故为医者敢不慎乎？

另，本患病程，恰为《伤寒论》第43条"太阳病，下之微喘者，表未解故也，桂枝加厚朴杏子汤主之"之展示，几与仲景描述完全一致，此类六经辨证合拍，且症与原文描述合拍者，效必如桴鼓之应。亦足证仲景乃真临床家也，其一言一字皆自临床。

第四十六节
症状几与原文同，古方速退过敏症
——过敏性鼻炎四年案

薛某，女，70岁。

初诊： 2014年9月10日就诊于国际医疗部。

主诉： 喷嚏流涕反复发作4年余。

患者过敏性鼻炎4年余，于西苑、二炮、北医三院等多家医院服中药、西药治疗，效果不佳，近一月来加重，来诊时诉喷嚏、流清涕，流泪，喷嚏咳嗽时浑身疼痛，背痛明显，身冷，哆嗦，缩成一团，耳堵，耳痒，遇风作咳、闻异味作咳。舌胖暗苔薄，脉寸关滑。

喷嚏、流涕、身冷身痛，考虑太阳表证。

流涕、流泪，太阴属里饮证。

耳堵、耳痒属少阳病。

故辨证为外邪里饮证，太阳太阴少阳合病。

少阳病处以小柴胡汤，太阳太阴合病，外邪里饮，且涕泪明显，考虑小青龙汤。

小柴胡汤可依照《伤寒论》原文，咳嗽者，去人参、生姜、大枣，加干姜、五味子。故取小青龙汤合小柴胡汤，再加葶苈子、蝉蜕，葶苈子利水，蝉蜕利咽止痒。

处方

炙麻黄6g	桂枝10g	白芍10g	干姜6g
五味子15g	细辛3g	清半夏15g	炙甘草6g
柴胡12g	黄芩10g	葶苈子15g	蝉蜕6g

7剂，免煎颗粒，日1剂。

二诊：2014年9月17日。

患者欣然，诉服药症状明显减轻，病减9成，略有耳痒，喷嚏，咽干，口苦，口干，大便正常，舌暗苔薄黄，脉滑。

症状大减，说明方证准确。

口干，见阳明之证，加生石膏清阳明里热。

前方加生石膏20g。

7剂，免煎颗粒，日1剂。

三诊：2014年9月24日。

上周去商场受凉，喷嚏流涕，喷嚏时背痛，继续服药后症解，现遇风冷及刺激气味咳嗽易作，无痰，口干，晨起口苦，大小便正常，舌胖暗苔薄，脉细滑。

药见大效，再加巴戟天强壮御风。

9月17日方加巴戟天15g。

14剂，免煎颗粒，日1剂。

【按语】

患者初诊时走后，笔者曾询问抄方学生，此患者症状非常类似《金匮要略》中仲景描述的一段条文，此段条文为何？众学生皆哑口，乃诵曰："膈上病痰，满喘咳吐，发则寒热，背痛腰疼，目泣自出，其人振振身瞤剧，必有伏饮"，此患者喷嚏、流涕、流泪、咳嗽、身痛、恶寒、哆嗦，与原文非常相像，故当为饮证。

仲景原文未出示方剂，刘渡舟老师认为此处宜用小青龙汤，果然与小青龙汤疗效显著。从此患者诊治可以看出，仲景是伟大的临床家，笔下所记录的都是临证诊病的亲历，因此我们后世也能重复经历，重复疗效。

加葶苈子、蝉蜕，为后世学者治疗过敏症的经验，其实《金匮要略》中也提到葶苈大枣泻肺汤治疗"鼻塞清涕出，不闻香臭酸辛"，取其泻肺利水之意，蝉蜕功善祛风止痒。

《金匮要略》中此段关于伏饮的文字，也被后世学者认为是论述哮喘以痰为宿根之渊薮。哮喘反复发作，难于根治，其根本原因还是有痰饮伏藏于内，每遇外邪引触即发。而痰饮留伏体内，难以彻底清除。此患为过敏性鼻炎，渐至咳嗽变异性哮喘，西医学认为与支气管哮喘病理机制相同。

第四十七节
症状特点合原文，经方千载奏效真
——胸闷失眠咳嗽案

张某，女，47岁。

初诊：2022年9月23日。

主诉：胸闷胀痛10天。

10天来胸闷胸胀痛，转身明显，平卧为剧，凌晨2～3点醒，眠不实，晚间突然憋醒，眼睛痒，无鼻塞，偶喷嚏，多汗。口干，喜温水，不苦，咽痒干咳，少痰，晨起醒来不敢翻身下床，需慢慢坐起，之后再下床，身沉累。大便正常，小便少。舌胖暗，苔中微腻，脉弦滑。

既往史：过敏性鼻炎。

喷嚏，太阳表证。

咽干咽痒、眼睛痒、胸闷胀、不能转身，少阳病。

口干多汗，考虑阳明病。

身沉累，有痰，小便少，苔腻脉弦滑，太阴病痰饮证。

三阳合病伴有痰饮，且睡眠不实，柴胡加龙骨牡蛎汤证，大便正常，去大黄加生石膏清阳明里热。

处方

柴胡12g	黄芩10g	清半夏10g	生姜10g
大枣10g	党参10g	桂枝10g	茯苓12g
生龙骨30g	生牡蛎30g	生石膏30g	

7剂，水煎服，日1剂。

二诊：2022 年 9 月 27 日。

服药 4 剂，睡眠明显改善，无憋醒，近两日凌晨睡到 6 点，平卧易抽筋，晨起翻身较前好转，咽中痰明显减少，大便日 2 次，畅利，小便黄，量少，口和，眼睛干痒，舌淡红，苔薄腻，脉弦滑。

药后症状大减，说明方证对应，效不更方。

前方 10 剂，水煎服，日 1 剂。

三诊：2022 年 10 月 11 日。

喘憋缓解，说话无气短，睡眠醒后无须缓慢坐起，可直接翻身，眠安。无夜间憋醒。咽中痰消，眼睛干痒缓解，口干，既往餐后下肢如千斤重，现已缓解。大便正常，气味重，有矢气。舌淡红，苔薄，脉弦滑。

诸症尽退，有矢气，加大腹皮理气消导。

前方加大腹皮 10g。

14 剂，水煎服，日 1 剂。

【按语】

《伤寒论》第 107 条"伤寒八九日，下之，胸满烦惊，小便不利，谵语，一身尽重，不可转侧者，柴胡加龙骨牡蛎汤主之"。本患睡眠憋醒，与烦惊类似，胸闷与胸满一致，小便少与小便不利仿佛，身沉累与一身尽重一致，不可转侧与本患不敢翻身正合，因此本案是经典的柴胡加龙骨牡蛎汤证。因多汗，大便正常，改大黄为生石膏。从这类临床典型病案看，仲景之书确为临床实践所得。

第四十八节
中西药物吃个够，抓住胸闷治咳嗽
——咳嗽胸憋月余案

吴某，女，55 岁。

初诊：2021 年 8 月 10 日。

主诉：咳嗽一月余。

患者既往有慢性咳嗽病史，一月前受凉外感后复发，发热咳嗽，西医院予阿奇霉素、头孢之属半月，热退咳嗽增，渐至胸憋气短，曾于他处中医治疗，药味繁杂，一剂药方药味多达 20 余味，服药半月效不显。现咳嗽无痰，咽喉灼热如火灼，气短胸憋，自诉肺就像闭住一样，口干不苦，夜寐不安，大便多溏，小便尚可。舌淡红，苔薄白，脉细弦。

无恶寒发热身痛，无表证。

咽喉灼热如火灼，脉细弦，考虑少阳病。

口不渴，阳明里热伤津不显。

胸闷气短一症如何考虑？

脉象不沉，苔薄白，无痰，无喉中哮鸣，不支持痰饮证。

舌淡红，不支持瘀血证。

胸闷结合咽如火灼，口干，脉细弦，考虑阳明胸膈郁热。

大便多溏，支持太阴病。

少阳病方选小柴胡汤，按原文加减法，咳嗽，去人参、生姜、大枣，加干姜、五味子（后人称为六味小柴胡汤）。

口渴，去半夏，加瓜蒌根。

阳明胸膈郁热方选栀子豉汤，但原文明确指出"凡用栀子汤，病人旧微溏者，不可与服之"，本患大便多溏，栀子豉汤不宜，从阳明太阴合病，可选栀子干姜汤，故方选六味小柴胡汤合栀子干姜汤。

因咽部火灼，故加桔梗利咽。

处方

柴胡 12g	黄芩 10g	天花粉 12g	干姜 6g
五味子 15g	炙甘草 6g	炒栀子 10g	桔梗 10g

7 剂，水煎服，日 1 剂。

二诊：2021 年 8 月 17 日。

服药一剂即咳降气顺，自觉既往肺闭，药后像一把锁打开一样，豁然开解，当晚眠安，咽喉畅利，服药 6 剂，现已症状去掉八九分，患者非常高兴，说只有八味药，却这么神奇，舌淡红，苔薄，脉细弦。

覆杯见效，证明辨证准确，效不更方。

前方 7 剂，水煎服，日 1 剂。

10 月外地旅游后带爱人看病，诉上次服药咳嗽缓解。

【按语】

本患为本院医务处同事朋友。素有咳疾，本次咳嗽一月，中西药均服，效果不佳，依照六经辨证，按小柴胡汤方后注加减法用药，关键在于胸闷一症的类证鉴别，合用栀子干姜汤是取效关键环节之一。

服药一剂而咳降气顺，肺闭得豁然开解，眠安咽利，六剂而症却八九。患者欣然，谓药仅八味，效堪神奇。仲景之功在千秋矣！当时以菩萨蛮一首记录此案。

菩萨蛮　咳嗽

风寒袭表致咳嗽，中西药物吃个够。半月用消炎，气急难作眠。

咽灼咳逆呛，病总归少阳。胸闭肺如关，郁热清且宣。

第四十九节
周身疼痛分表里，抽丝剥茧辨水郁
——周身疼痛一周案

某女，32 岁。

初诊：2021 年 12 月 30 日。

主诉：周身疼痛一周余。

患者是笔者同事，一周前受凉外感，初始流涕，无发热，自服白加黑片反头痛头沉，胃脘闷胀不适，口淡无味，不思饮食，口不欲饮，周身疼痛，无汗，小便短少，大便秘结，常无便意。舌淡暗，苔薄白，脉沉而细。

患者形体偏丰，数年前曾因夏季空调房内需厚衣或以手护胃处黄连汤而获显效。

小便短少，口不欲饮，脘闷头沉，结合脉沉细，可考虑水饮（脉得诸沉，当则有水），病在太阴。

头身疼痛，当有外证。

此外证到底是太阳病还是少阴病？若从脉象看，有少阴病可能，但患者年轻，且无明显疲乏、但欲寐的表现，因此还是考虑太阳病。

大便秘结是否是阳明病？阳明病当有口渴，本患没有阳热表现，因此不支持阳明病，考虑大便秘结为太阴病所致。

故此患者六经辨证即为太阳太阴合病，太阴为主，水饮内郁。

当处何方？苓桂术甘汤？六经辨证符合，且苓桂术甘汤治疗心下逆满，与脘闷相似，小便不利也是该方所长，但苓桂术甘汤善于治疗冲逆为主的疾病，如气上冲胸导致的咳嗽、气喘、心悸胸闷、头晕目眩等，周身疼痛反不是该方所长。而本患以周身疼痛为主诉，故苓桂术甘汤似不太恰当。

麻黄加术汤如何？从六经辨证而言，麻黄加术汤当属太阳病方，且无汗、周身疼痛，口和，麻黄汤适宜，但加术主寒湿，本患是内有水饮，而非湿邪，因此有小便不利、胃脘胀闷，麻黄加术汤也不是太合适。

患者形体偏丰，数年前曾夏季胃凉怕空调，提示患者中焦素弱。此次外感，服白加黑发汗，症状不减，出现变证。因此想到一方，桂枝去桂加茯苓白术汤。《伤寒论》第28条说到"服桂枝汤，或下之，仍头项强痛，翕翕发热，无汗，心下满微痛，小便不利者，桂枝去桂加茯苓白术汤主之"，本患与此条文基本相合，本流涕外感，服西药误治，表证未去，里证反重，素体脾弱，水饮内停。无汗而少外解，少尿而失内通，加之大便秘滞，水湿更无出路，上蒙则头痛头沉，滞中则脘闷纳呆。非阳明腑实之阳证，硝黄不宜；实太阴脾湿之阴证，苓术最恰。

处桂枝去桂加茯苓白术汤原方，以生姜解表，茯苓、白芍、白术利水湿，以大枣、炙甘草奠中，且白术善治太阴便秘。

处方

| 生白术45g | 生白芍45g | 茯苓45g | 生姜30g |
| 大枣20g | 炙甘草25g | | |

3剂，免煎颗粒，日1剂。

二诊：2022年1月1日。

元旦微信诉服药当日大便即通，心情改善，身痛缓解，胃纳大增，但不敢多吃。头痛减而未愈，嘱其原方再进。

4日上班碰面，诉诸症均解。

【按语】

桂枝去桂加茯苓白术汤古人屡有去桂抑或去芍之争，医家各执己见，各有验案。笔者本人历来主张先宜遵古，且桂与芍繁体字也有很大差别，不当为传抄之误，且去桂之法确有诸多前贤经验。刘渡舟老师之苓芍剂之说，别具慧眼。药后果便通症却，三剂大安，也证明该方确实是治疗感冒变证的一张好方。随访时正值元旦休假，兴之所至，拟忆秦娥一首以记之：

忆秦娥

脾胃弱，头痛纳呆身违和。身违和，小大不利，脘闷难说。

苓芍利水术通腑，草枣建中分清浊。分清浊，生姜解表，一剂症撤。

第五十节
喘憋未必是肺病，问症按腹抓主症
——胃食道反流喘憋案

王某，女，85岁，北京通州人。

初诊：2015年3月3日。

主诉：喘憋1个月。

由女儿轮椅推来诊室，1月底出现喘憋，反复于急诊室输液，诊断为肺部感染，既往有胃食管反流病，静点抗生素、奥美拉唑，仍喘憋反复发作，每日需要吸氧。来诊时见咳嗽，痰多色白质黏，喘憋，大便通（服麻仁润肠丸），胸闷气短，胃胀，烧心易饥，舌红，苔黄腻，脉滑。查体：胃脘按之痛。

痰黏、便干，胃胀烧心，苔黄脉滑，阳明里证。

结合胃脘按之痛，属小陷胸汤证。

大便偏干，痰多，加枳实、莱菔子化痰降气除满，焦神曲消导。

处方

瓜蒌45g	黄连6g	清半夏15g	枳实10g
焦神曲10g	莱菔子15g		

7剂，水煎服，日1剂。

二诊：2015年3月10日。

一周后复诊，喜笑颜开，诉服药后症状明显改善，上周五以来未吸氧，无咳嗽，痰晨起色黄，量明显减少，白天色白，仍有烧心，大便日1行，舌红，苔黄腻，脉左弦滑，右细滑。

药见大效，方证相合。

仍有烧心，加吴茱萸合黄连，取左金丸之意。

仍有痰，加浙贝母化痰。

前方加浙贝母 10g，吴茱萸 3g。

7 剂，水煎服，日 1 剂。

三诊：2015 年 3 月 17 日。

服药后本周 3 天无痰，服中药以来一直未输液，咳白黏痰，量少，无气短，精神佳，大便畅，无胃胀，知饥，少食即饱，舌暗红，苔腐腻剥，脉滑。

症状续减，胃纳仍少，苔腐腻，有湿滞化热，加茯苓、白术、黄芩健脾化湿清热。

前方加茯苓 12g，白术 10g，黄芩 6g。

7 剂，水煎服，日 1 剂。

之后每次发作家人即来门诊，中药多能很快取效，老人亦不愿意在急诊输液了。

【按语】

本患就诊前屡次发病，喘憋胸闷，胃胀，发作即于急诊排查心脏疾患，输液治疗，且效果不理想。就诊时辨证属典型阳明病，尤其是胃脘按之痛，当时患者坐在轮椅上，以手指触摸剑突下，患者皱眉不适，与小陷胸汤原文相符。

枳实一药善除胸满，故参照古人法，加枳实一味，至于莱菔子、焦神曲消导之品，也是随证增加，其实不用也可。服药取效迅捷，老人家之后几次发病，直接来门诊开中药，再也不愿去急诊检查输液了。

第五十一节
经方单用治无功，两方合用效力宏
——咽中有痰一年案

唐某，女，38岁，山西晋城人。

初诊： 2018年6月21日。

主诉： 咽中有痰1年余。

能咯出，色白，易腹泻，纳可，月经正常，痛经，无血块，睡眠安，口和。形体肥胖，舌淡红，苔薄，脉细沉。既往史：无特殊。

形丰有痰，痛经腹泻，脉象沉细，太阴痰饮，半夏厚朴汤证。

仿日本汉方合甘草干姜汤增强温化痰饮之力。

加桔梗利咽化痰，生石膏以防化热。

处方

清半夏15g	厚朴10g	苏叶6g	茯苓12g
生姜15g	干姜4g	炙甘草6g	生石膏20g
桔梗10g			

14剂，水煎服，日1剂。

二诊： 2018年7月5日。

仍咽中有痰，晨起明显，大便正常，痛经1天，喜暖，口和，舌暗苔薄，脉沉细涩。

半月复诊病无变化，行经痛经，脉沉细涩，转从痛经着手，太阴虚寒，瘀血寒饮，治以温经汤。

处方

吴茱萸 6g	桂枝 10g	干姜 6g	当归 10g
白芍 10g	牡丹皮 10g	麦冬 30g	清半夏 15g
党参 10g	炙甘草 6g	阿胶 10g	川芎 10g
山药 15g	桔梗 10g		

14 剂，水煎服，日 1 剂。

三诊： 2018 年 7 月 19 日。

病无变化，小腹部不适，大便不成形，咽中有痰，经量少，痛经，舌暗红，苔薄，脉沉细涩。

病仍无变化，痛经仍作，且月经量少，咽中有痰，证仍属太阴，半夏厚朴汤与温经汤合方。

7 月 5 日方改麦冬 15g，干姜 10g，清半夏 10g，去山药，加厚朴 10g，苏子 10g，茯苓 12g。

21 剂，水煎服，日 1 剂。

四诊： 2018 年 8 月 16 日。

痰量减少一半，大便日 2 次，时溏十几年，小腹不适已，7 月 23 日行经，未痛经，舌暗苔薄白，脉沉细涩。

药取大效，痰量减少，且痛经未作，大便溏软，加炒白术健脾利湿。

7 月 19 日方吴茱萸改为 10g，加炒白术 10g。

21 剂，水煎服，日 1 剂。

五诊： 2018 年 9 月 6 日。

病减三分之二，痰白，大便日 2 次，成形，咽堵，易腹泻，8 月行经正常，较 7 月量少。舌淡红，苔薄，脉沉细。

病情续减，方证对应。前方续服。

前方 21 剂，水煎服，日 1 剂。

【按语】

此患者爱人、婆婆一起来国际部就诊，主诉咽中有痰1年余，结合形体肥胖，自觉半夏厚朴汤无疑，又据日本汉方经验，合甘草干姜汤，料想定能取效。

不想半月服药症状无减，复诊时从痛经一处着眼，结合六经辨证，予温经汤治疗，半月仍无寸效。三诊细辨，半夏厚朴汤证与温经汤证均无问题，两个方证都有，何不合方一试？果然合方后症状大减。

合方是仲景示法的经方应用方法，有些患者方证辨证确实两个或三个方证都有时，此时合方治疗效果会明显提高。笔者也遇到过射干麻黄汤合半夏厚朴汤治疗咳嗽哮喘疗效明显较单一用方疗效好的病案，前提一定是两个方证都有。

第五十二节
呼吸衰竭不用慌，六经辨证可复康
——新冠感染重症案

耿某，男，74岁。

初诊：2022年12月26日。

主诉：发热1周。

患者12月18日感觉身体不适，查核酸阳性，18日下午14:50测体温38.4℃左右，服双黄连口服液未缓解，晚上21:05体温仍高，一直在38.5℃以上，服布洛芬出汗后体温下降，12月19日体温再次升高，白天服用双黄连口服液2次，蓝芩口服液2次，晚上19:00服用布洛芬，体温下降至正常。12月20日患者白天自觉无发热，未服药。

12月22日00:30体温38.9℃，晚上开始再次发热，服布洛芬，之后患者体温白天波动在37.6～38.3℃之间，晚上波动在38.4～38.9℃之间，其间患者口服布洛芬及蓝芩口服液，24号在前药基础上服用小柴胡颗粒及感冒解毒颗粒一次，但发热未缓解。其间患者SpO_2最低达到78%，未活动情况下血氧波动在84%左右，并逐渐不思饮食，精神不振。

为求进一步诊治于12月26日来我院就诊。就诊时咳嗽，咯黄痰质黏，稍胸闷，口渴，不喜饮，无味，无食欲，大便日1～3次，不成形，稀水便，无腹痛，小便黄，怕冷，血氧87%，舌胖暗苔腻，脉沉细弦。

既往史：氯霉素过敏。

查血常规：WBC 2.77×10^9/L。肺CT：符合新冠感染。

怕冷发热，脉沉细，少阴表证。

大便稀水样，脉沉弦，太阴寒饮证。

反复一周，寒热往来，无食欲，少阳病。

口渴，黄痰，小便黄，阳明病。

少阴太阴少阳阳明合病。

少阴病，始得之，反发热，脉沉者，麻黄细辛附子汤主之，本患符合。

少阳病，当用小柴胡汤。

太阴病，寒饮腹泻，四逆汤证。

阳明痰热证，合薏苡附子败酱散，易败酱草为鱼腥草。热象不重，不用石膏。

处方

| 炙麻黄 6g | 炮附子 10g（先煎） | 细辛 3g | 干姜 10g |
| 炙甘草 12g | 生薏苡仁 18g | 柴胡 15g | 黄芩 10g |
| 鱼腥草 30g |

5 剂，水煎服，日 1 剂。

二诊： 2022 年 12 月 28 日。

12 月 26 日中午 13 点多服用中药，19：35 体温 38.3℃。12 月 27 日凌晨 3：27 体温降至 37.6℃，但头疼。上午 8：46 体温 37℃。一诊服用中药后患者体温未再上 38℃。

家属自觉中药起效在 2～3h 之内，用药间隔必须在 12h 内，可保证患者不发热，若超过用药间隔，则体温反复。但患者服药后仍有精神不振。今晨体温 36.8℃，仍乏力，进食改善，咳痰减少，色黄，大便日 1～2 次，舌胖淡暗，苔薄腻，脉沉细弦。

复查血常规：WBC 2.9×10^9/L，CRP 正常。

服药体温下降，症状改善，方证基本准确。

仍乏力，考虑高龄病久，汗利伤及气津，加人参补益津气。

前方加人参 10g。

7 剂，水煎服，日 1 剂。

三诊：2023 年 1 月 4 日。

病情明显好转，精神佳，自觉身体基本正常，痰很少，质稀，大便正常，进食改善，体温已正常 3 天，口微干，睡眠可。舌胖暗，苔薄黄，脉左沉细，右沉细弦。血氧 90% 以上。

体温正常，血氧上升，大便正常，进食改善，方证对应。

痰少质稀，仍属寒饮，增量干姜温化。

舌暗，内有瘀血，加丹参养血活血。

前方干姜 10g，加丹参 10g。

7 剂，水煎服，日 1 剂。

四诊：2023 年 1 月 11 日。

体温正常，基本不咳，偶咽痒，有时有痰，量可，大便成形，纳食正常，睡眠安，口和，舌胖暗苔薄，脉沉细。

药见大效，效不更方。

增量人参补益。

前方人参改 15g。

7 剂，水煎服，日 1 剂。

五诊：2023 年 1 月 18 日。

首诊时 SpO_2（不吸氧）87%，第 3 次就诊 > 90%，第 4 次诊后 97%，自就诊以来一直只服用中药汤剂，未服用其他中成药及西药。不咳，痰少，大便正常，口和，纳食正常，舌胖暗苔薄，脉沉弦。

诸症皆平，效不更方。

增皂角刺通络，防止肺纤维化。

前方加皂角刺 6g。

14 剂，免煎颗粒，日 1 剂。

六诊：2023 年 2 月 1 日。

易汗出，早起及活动后为多，纳食可，春节前始入睡困难，易醒，口微干，口苦，怕冷，健忘，有时肠鸣，大便易溏。舌胖暗，苔薄黄，脉右弦滑，左沉细滑。

WBC 5.81×10^9/L，肺CT：双肺感染，对比2022-12-26的检查，较前好转，双肺多发结节影，3～6个月复查。

口苦便溏，口干怕冷，上热下寒，厥阴病。

入睡困难，脉细，舌胖暗，血虚水盛。

柴胡桂枝干姜汤合当归芍药散证。

处方

柴胡 12g	黄芩 10g	天花粉 12g	桂枝 10g
干姜 6g	生龙骨 30g	生牡蛎 30g	炙甘草 6g
当归 10g	川芎 10g	泽泻 10g	炒白术 10g
茯苓 12g	白芍 18g		

14剂，代煎，日1剂。

七诊：2023年2月15日。

无不适，无痰，体力可，大便有时软，纳正常，眠可，口苦已，肠鸣已。舌胖暗，苔薄腻，脉左沉细滑，右弦滑。

诸症尽解，方证准确。

大便仍软，增量干姜温中。

前方干姜改10g。

14剂，代煎，日1剂。

【按语】

本患者就诊时正值新冠感染高峰期间，一直未住院，且服中药后其他中成药及西医均未服用。从其检查结果看，属于重症新冠感染，呼吸衰竭，但经六经辨证处方，病情持续好转，显示出中药在治疗重症病毒感染方面疗效确切。

回顾本患治疗，方证基本准确，若能剂量增量，可能见效会更快些，这是本患治疗过程中值得检讨的地方。

第二章

心

脑

疾

病

第一节
方证莫只看主诉，要在口渴与汗出
——心悸四月案

某女，62 岁。

初诊：2018 年 7 月 24 日。

主诉：心悸 4 个月。

患者 3 月底摔倒后头晕头沉，心悸，北京市垂杨柳医院心电图提示：心肌缺血。现阵发心悸，阵阵汗出，摸脉不快，无期前收缩，伴汗出，口渴，大便正常，小便频，不利，睡眠一般。舌暗苔滑，脉弦。

苔滑，脉弦，小便不利，心悸，太阴水饮证。

无心下痞满，无典型气机冲逆表现，苓桂术甘汤不考虑。

结合汗出，口渴，有阳明热象，属五苓散证。

舌暗，瘀血之象，加红花、茜草活血化瘀。

处方

猪苓 10g	泽泻 15g	炒白术 6g	桂枝 10g
云苓 12g	红花 6g	茜草 10g	炙甘草 6g

7 剂，水煎服，日 1 剂。

二诊：2018 年 8 月 7 日。

抄方一次，心悸基本缓解，既往走路心悸，阵阵汗出已。左肩闷痛时作 30 年，疼时心电图提示心肌缺血。大小便正常，10 天来鼻唇沟麻木，上门齿发木，右腮发凉，口渴，不苦，纳可，二便可。舌暗苔润，脉弦右关为著。

心悸汗出缓解，前方辨证准确。

仍舌暗苔润，一侧脉弦，属饮瘀交阻。

左肩闷痛、右腮发凉，单侧病变，考虑少阳病。

鼻唇沟麻木仍属气血不畅。

少阳病选小柴胡汤，饮瘀交阻，选择桂枝茯苓丸。

处方

柴胡 12g	黄芩 10g	天花粉 12g	生姜 15g
大枣 10g	党参 10g	炙甘草 6g	桂枝 10g
白芍 10g	云苓 10g	牡丹皮 10g	桃仁 10g

7 剂，水煎服，日 1 剂。

【按语】

水饮为患，症见多端，典型的症状包括心悸、气短、胸闷、咳喘、水肿、小便不利等。本患者水饮征象很突出，辨证水饮不难。关键是方证辨证，选择哪个方剂。

从汗出口渴可以看出，显然本患者不是纯太阴病，而汗出、口渴是五苓散的重要症状，仲景甚至在原文中提到"汗出而渴者，五苓散主之。不渴者，茯苓甘草汤主之"，且五苓散条文多处提及口渴、消渴，五苓散中泽泻量最大，性味甘寒，能利水解渴，因此治疗本患的水饮，五苓散最合适。

而舌质暗，内又夹瘀，刘渡舟老师治疗水心病时提到了苓桂茜红汤，即苓桂术甘汤加茜草、红花，借鉴刘老经验，本患的治疗将苓桂术甘汤换成五苓散，加茜草、红花，也取得了很好的效果。

第二节
恐惧责之肾与心，六经脏腑有区分
——胸闷心悸夜间恐惧案

某男，52岁。

初诊： 2022年9月6日。

主诉： 胸闷、心悸伴夜间恐惧半个月。

患者8月21日无明显诱因出现胸闷、心悸、憋气，夜间恐惧，于垂杨柳医院、友谊医院就诊，查肺CT、心电图、超声心动、肺功能、心肌酶谱均未见异常，社区予服黛力新，谷维素，沉香舒气丸，3日后症状减轻。

现无胸闷，但晚间恐惧，午餐后脘闷，二便正常，口干舌涩，喜温水。口苦，睡眠中间醒，多梦，有时惊醒。舌暗苔滑，脉弦滑。

口苦眠差，少阳证。

胸闷心悸，脉弦滑，内有痰饮。

胸满，睡眠惊醒，与胸满烦惊相类，柴胡加龙骨牡蛎汤证。

因现有脘闷，内有痰饮，合苓桂术甘汤。

处方

柴胡12g	黄芩10g	清半夏10g	生姜10g
大枣10g	党参10g	桂枝10g	茯苓12g
生龙骨30g（先煎）	生牡蛎30g（先煎）		生石膏30g（先煎）
丹参10g	炒白术10g	炙甘草6g	

7剂，水煎服，日1剂。

二诊： 2022年9月13日。

恐惧明显好转，午餐后脘闷缓解，口干口苦，舌涩，睡眠中间醒，做梦，梦可接续。二便正常。舌胖暗苔滑，脉弦滑。

症状大减，方证对应。

仍口苦眠多梦，郁热仍在，增黄连清心火。

前方加黄连10g。

7剂，水煎服，日1剂。

三诊：2022年9月23日。

症状明显好转，呼吸畅，脘闷完全缓解。晚间恐惧感16至19日稍有症状，近来已经缓解，眼睛略疼，社区黛力新等药近一周均未服，夜眠多梦，二便正常，尿黄，口干苦，纳佳。舌胖暗苔滑，脉弦滑缓。

诸症均解，中间少有反复，考虑停西药所致，现已平稳。

眼疼多梦，仍属肝火，前方增夏枯草一味。《本草纲目》言："此草冬至生，夏至后即枯，盖禀纯阳之气，得阴气则枯，故有是名。"楼全善云："夏枯草治目珠疼至夜甚者，神效，以阳治阴也。"再者，半夏五月而生，夏枯草五月而枯。"半夏得阴而生，夏枯草得阳而长，是阴阳配合之妙也"。加夏枯草一可清肝火，二可止目痛，三可安睡眠。

9月13日方加夏枯草15g。

14剂，水煎服，日1剂。

【按语】

从脏腑辨证来看，恐为肾志，肾主恐，因此治疗恐惧容易从肾辨治。另外，《黄帝内经》云"心气虚则恐"，也可从补心气入手。

本患从六经辨证看，属少阳阳明太阴合病，有少阳郁火，又有太阴痰饮，且饮郁化热，从方证辨证看为柴胡加龙骨牡蛎汤证合苓桂术甘汤证，处方后疗效理想。

经方六经辨证与脏腑辨证有同有异，此患者若从脏腑辨证，考虑柴胡加龙骨牡蛎汤证有些困难，非要说桂枝益心气、牡蛎补肾、柴胡、黄芩清肝火等，未免牵强。

第三节
目赤头痛非少阳，腑证经证辨精详
——过服补药头痛目赤案

某女，52岁。

初诊：2021年10月27日。

主诉：头痛眼痒11天。

患者10月26日微信诉：双眼痒（夜间痒重）充血10天，头痛，肚胀（胸骨柄下至耻骨上），饭后更重，口苦，求诊脉出方。因当天忙碌。次日再次微信求诊，诉头疼，担心下午上课困难。于病房休息室面诊，观面赤汗出，白睛红丝，头痛，大便干结，腹胀，每日服大黄䗪虫丸勉强便通，询其原因，诉10天前自服鹿茸后出现不适。舌红，苔薄，脉弦滑。

面赤汗出、白睛红丝、腹胀、大便干结，均为阳热之象，无恶寒，故阳明病无疑，不兼太阳病。

头痛、白睛红丝，是否兼少阳病？

无目眩，无胸胁苦满，口苦亦可见于阳明病，且阳明腑实，浊气上蒸，清空被扰，可见头痛、目赤，《伤寒论》第56条原文："伤寒，不大便六七日，头痛有热者，与承气汤。"此处即是阳明病而见头痛，故综合分析，病在阳明。法宜通腑泄热。处大承气汤。

处方

生大黄12g	厚朴24g	枳实15g	芒硝9g（分冲）

2剂，水煎服，日1剂。

二诊：2021年11月3日。

微信诉，服药2剂，大便1日2次，不成形，有下坠感，无腹痛，头痛、腹胀、目赤已缓解，但头后风府穴处胀热不适，凌晨4点出汗醒来。近5天自汗，双目晨起偶有眼眵，微痒，自诉每日门诊看病劳累，吃饭不准时，影响了康复。再求处方。

风府胀热，汗出，阳热之象。

凌晨4点，肺经主令，此时汗出，考虑腑气已通，但热邪未净，肺胃热盛，改白虎汤清解余热。

处方

生石膏45g（先煎）　　　知母15g　　　山药15g　　　炙甘草6g

3剂，水煎服，日1剂。

三诊：2021年11月10日。

10日见面诉自行将大承气汤中芒硝拣出，合白虎汤一起服用，1剂后症状即缓解。后停药，现无不适。

【按语】

本患为笔者的学生，初因服用鹿茸，导致阳热过盛，出现头痛、面赤、汗出，腹胀，便秘，就诊时一派阳热征象，故予大承气汤釜底抽薪。大便畅后仍有汗出、风府胀热，考虑阳明腑实已解，里热仍存，换用白虎汤，患者自行将其合用小承气汤，力量更猛，一剂而解。

第四节
随证治之方转换，水饮经方几用遍
——头晕恶心案

齐某，男，67岁。

初诊： 2019年3月5日。

主诉： 头晕恶心两个月。

近两个月头晕恶心，便溏，胃脘不舒，口干，偶感口苦，小便不净，睡眠易醒，1～2次，心悸，无耳鸣。舌淡暗，苔滑，脉沉弦。

既往： 患者高血压病史，服两种降压药，血压控制不理想，肌酐偏高，服用金水宝，糖尿病病史，服用二甲双胍。

头晕、恶心、心悸、便溏、小便不净，考虑太阴水饮之象。

脉得诸沉，当责有水。水在上则眩，水在中则呕，水在下则小便不利，胃脘不舒、大便溏薄，脾虚之象，舌淡暗苔滑，水饮之征。

口干，可为津不上承之故，偶口苦，似有热象，但舌淡脉不躁，仍以太阴水饮论治。

"卒呕吐，心下痞，膈间有水，眩悸者，小半夏加茯苓汤主之""心下有支饮，其人苦冒眩，泽泻汤主之"。故合二方而治。

处方

清半夏 10g	生姜 15g	茯苓 12g	泽泻 15g
炒白术 6g			

7剂，水煎服，日1剂。

二诊： 2019年3月12日。

头沉明显减轻，下肢较前轻松，无呕吐，头晕明显减轻，仍不甚清醒，睡眠张口，晨起口干，胃脘不舒，大便较前成形，食欲欠佳，偶口苦，心悸减轻，睡眠改善。舌胖淡暗，苔滑，脉沉弦。

症状明显减轻，印证方证相合，故效不更方。

胃脘不舒，前方加煅瓦楞制酸活血。

前方加煅瓦楞30g。

7剂，水煎服，日1剂。

三诊： 2019年3月19日。

自觉身体较前明显舒适，胃脘不适明显改善，心悸无，走路下肢软、头不清，口干，未泛酸，大便成形，小便净，纳增，无口苦。舌胖淡暗，苔薄，脉沉细弦。

药见大效，头仍不清，故泽泻汤增量，加天麻以定眩。

前方改泽泻24g，炒白术10g，加天麻10g。

处方

| 清半夏10g | 生姜15g | 茯苓12g | 泽泻24g |
| 炒白术10g | 煅瓦楞30g | 天麻10g | |

7剂，水煎服，日1剂。

四诊： 2019年3月26日。

食纳增，服药头目转清，前日复头晕，小便较前通畅，大便成形。舌胖淡暗，苔滑，脉弦。

病情续减，清半夏加量，增强化饮之力。

前方清半夏改为15g。

7剂，水煎服，日1剂。

五诊： 2019年4月2日。

病情稳定，头晕缓解，小便不利，大便成形，夜尿2～3次，日饮水2000mL。舌胖淡暗，苔滑，脉弦。

眩晕已解，小便不利，口渴，脉弦有力，改以五苓散化气行水。加南沙参补阴液，取春泽汤之意。

处方

茯苓 12g	泽泻 15g	炒白术 10g	桂枝 10g
猪苓 10g	南沙参 10g		

14 剂，水煎服，日 1 剂。

六诊：2019 年 4 月 16 日。

病情稳定，口渴缓解，行走膝盖无力，小便较前畅利，大便有两日不成形。舌胖淡暗，苔滑，脉细弦。

小便不利改善，行走膝盖无力，加牛膝、杜仲补肝肾，强筋骨。

4 月 2 日方加怀牛膝 15g，炒杜仲 15g。

7 剂，水煎服，日 1 剂。

七诊：2019 年 4 月 23 日。

病情稳定，膝盖无力改善，大便正常，既往曾身痒，现已缓解，仍有手足痒，舌胖淡暗，苔滑，脉细弦。

身痒当为外证，血虚水盛为因，膝盖无力改善，故去杜仲，加当归、地肤子养血利湿止痒。

前方去杜仲，加当归 10g，地肤子 15g。

14 剂，水煎服，日 1 剂。

八诊：2019 年 5 月 7 日。

下肢较前有力，大便时成形时溏，有时肤痒。舌淡苔滑，脉弦。

肤痒未止，去南沙参之补益，加风药荆芥祛风胜湿止痒。

前方去南沙参，加荆芥 10g。

处方

茯苓 12g	泽泻 15g	炒白术 10g	桂枝 10g
猪苓 10g	怀牛膝 15g	当归 10g	地肤子 15g
荆芥 10g			

7剂，水煎服，日1剂。

九诊：2019年5月14日。

大便成形，食粗粮、硬食则胃脘不适，皮肤偶有瘙痒，小便正常。舌胖淡暗苔滑，脉弦。

肤痒频率减，食硬胃脘不适，缘乎中虚。水饮之人，必中焦不足。前方减地肤子，加党参以补中。

前方去地肤子，加党参10g。

7剂，水煎服，日1剂。

十诊：2019年5月21日。

身痒已，昨日眩晕两次，视物旋转，大便微溏，小便正常，今晨胃胀。舌胖淡苔滑，脉弦。

胃胀眩晕，小便正常，中焦水饮上冲所致。

"心下逆满，气上冲胸，起则头眩"是也，苓桂术甘汤主之。

处方

茯苓40g　　　　桂枝30g　　　　炒白术20g　　　　炙甘草20g

7剂，水煎服，日1剂。

十一诊：2019年5月27日。

3天前眩晕止，现头似重物压，头沉，大便正常，周日大便量多，之后眩晕止，小便正常，无胃胀，睡眠安。舌胖淡苔滑，脉弦。

服药后眩晕止，胃胀已，水饮上冲得解。

然仍头沉重如压，此清阳之位，为饮邪所乘之故，"心下有支饮，其人苦冒眩"是也，泽泻汤主之。

泽泻24g　　　　炒白术10g

7剂，水煎服，日1剂。

十二诊：2019年6月4日。

头沉缓解，无眩晕，晨起口干，余无不适，大便成形，日1次。舌大苔薄，脉细弦。

服药头沉缓解，大便成形，小便亦可，诸症悉平，转培土以扶正固本，时方参苓白术散，加制香附以治肝木，虑其土壅木郁也。

处方

党参 10g	茯苓 12g	炒白术 10g	陈皮 10g
莲子肉 5g	炙甘草 6g	山药 15g	砂仁 3g
炒薏苡仁 15g	桔梗 10g	白扁豆 10g	制香附 10g

7 剂，水煎服，日 1 剂。

十三诊： 2019 年 6 月 11 日。

大便成形，晨起醒来口干，鼻塞，无头晕。舌胖淡红，苔薄，脉细弦。

病情稳定，前方续进，患者鼻塞，故去桔梗之宣肺，改辛夷宣上窍。

前方去桔梗，加辛夷 6g。

7 剂，水煎服，日 1 剂。

十四诊： 2019 年 6 月 18 日。

口微苦，无头晕恶心，无心悸、小便不利。前几日食凉，一周来大便时干时溏。舌淡红，苔薄，脉细弦。

食凉而大便时干时溏，寒伤脾胃也。口微苦，少阳木郁也，故山药增量以益脾土，少加黄芩以清胆木。

6 月 4 日方去制香附，加黄芩 6g，山药改 30g。

7 剂，水煎服，日 1 剂。

【按语】

痰饮、水湿同出一体，皆由于中焦虚弱所致。本案作为痰饮病案，十分典型，且在治疗过程中，症状不断变化，经方方证也随之变化，每次更方症状即随之缓解，印证了仲景"观其脉证，知犯何逆，随证治之"的正确。之所以症状不断变化，源于本虚。经过治疗，患者症状缓解，病情趋于稳定，最后以时方培本健中，也是一种常用的选择。

第五节
双足麻木小便难，仲景方合药味简
——双足麻木月余案

王某，男，74岁。

初诊：2022年6月16日查房。

双足麻木一月余，总觉两足冒风，双下肢冷，上身汗出，汗出则恶风，右髂骨附近活动时酸痛，大便可，小便不利，排尿慢，口和，纳可，面白，形体适中。舌淡暗苔滑，脉沉细。

汗出恶风，太阳表证。

小便不利、苔滑、脉沉，水饮之象。

太阳表虚，荣卫不和，伴有水饮。

腰部酸痛，考虑湿饮在表之象。

太阳表虚，治以桂枝汤，双足麻木，病属血痹，治以黄芪桂枝五物汤。

二者合方，取桂枝汤加黄芪。

小便不利，加茯苓利小便。

处方

| 生黄芪10g | 桂枝10g | 白芍10g | 生姜10g |
| 大枣10g | 炙甘草6g | 茯苓12g | |

7剂，水煎服，日1剂。

二诊：2022年6月23日查房。

患者诉服药一剂足麻缓解，现足部恶风已消失，两下肢冷好转，仍有小便不利，右侧髂骨酸痛。大便正常。口和，食纳、睡眠可。舌暗苔滑，脉沉细。

服药一剂双足麻木缓解，一周诸症均减，方证对应。

小便不利，舌滑脉沉，水饮仍在。

右侧腰部仍有疼痛，结合舌暗，加当归活血止痛。

处方

生黄芪 10g	桂枝 10g	白芍 10g	生姜 10g
大枣 10g	炙甘草 6g	茯苓 12g	当归 10g

7 剂，水煎服，日 1 剂。

三诊： 2022 年 6 月 30 日查房。

足麻一直未作，双下肢冷缓解，右侧髂骨酸痛减轻，大便略干，小便不利，咽中有痰，食纳稍减，舌淡暗苔滑，脉沉细。

诸症大减，方证对应。

大便偏干，当归加量至 20g。

咽中有痰，加桔梗利咽祛痰，且合甘草为桔梗汤，亦是治疗血痹之方。

前方改当归 20g，加桔梗 10g。

7 剂，水煎服，日 1 剂。

【按语】

患者主诉双足麻木，病属血痹，《金匮要略·血痹虚劳病脉证并治》中提道："问曰：血痹病从何得之？师曰：夫尊荣人，骨弱肌肤盛，重因疲劳汗出，卧不时动摇，加被微风，遂得之。但以脉自微涩，在寸口、关上小紧，宜针引阳气，令脉和，紧去则愈。"本患面白，汗出恶风，属于尊荣人，表虚受风引起。治疗血痹之方首推黄芪桂枝五物汤，条文为"血痹，阴阳俱微，寸口关上微，尺中小紧，外证身体不仁，如风痹状，黄芪桂枝五物汤主之"。

血痹之脉象，《金匮要略》中提到"脉自微涩""阴阳俱微，寸口关上微，尺中小紧"。本患脉沉细，一方面与水饮有关，另一方面也是血痹病外邪侵入，风与血搏有关。

血痹当予黄芪桂枝五物汤，但患者内有水湿，且上身汗出，下肢怕冷，腰部疼痛，与桂枝加黄芪汤证颇为相似，《金匮要略·水气病脉证治》："黄汗之病，两胫自冷；假令发热，此属历节。食已汗出，又身常暮卧盗汗出者，此荣气也。若汗出已，反发热者，久久其身必甲错；发热不止者，必生恶疮。若身重汗出已，辄轻者，久久必身瞤，瞤即胸中痛。又从腰以上必汗出，下无汗，腰髋弛痛，如有物在皮中状，剧者不能食，身疼重，烦躁，小便不利，此为黄汗，桂枝加黄芪汤主之。"

桂枝加黄芪汤证就可以见到两胫自冷、腰以上汗出、腰髋弛痛、小便不利等，桂枝加黄芪汤治疗黄汗，为治营卫壅遏、水湿停滞之方，本患也确有水湿内阻、营卫不利之证，且黄芪桂枝五物汤与桂枝加黄芪汤仅甘草一味之差，故两方合方，遵仲景意，加茯苓利小便。

第六节
脊髓损伤身抖动，条文联想治立应
——颈椎骨折术后五月全身不自主抖动案

患者，女，37岁。

初诊：2023年2月10日。

主诉：颈椎骨折术后躯干、双下肢运动感觉功能障碍、二便障碍5月余，全身不自主抖动20天。

患者于2022年8月16日在地里工作时，不慎从约3米高的地方摔落在地，随即出现颈部疼痛、四肢活动障碍。家属即送往南宁市第一人民医院住院治疗，查颈椎MRI示：考虑颈7椎体压缩性骨折并右横突骨折；颈6椎体向前Ⅱ度滑脱。

胸部CT：两肺下叶肺炎症。于2022年8月18日在全麻下行后路颈6、7椎体骨折复位钉棒系统内固定加前路椎管减压、椎间盘髓核摘除、椎间自体髂骨植骨融合钢板内固定术。术后予颈部制动、消肿止痛、改善循环、营养神经等治疗，术后患者仍反复出现发热，尿量多，每日尿量3000～6000mL，考虑合并尿崩症。

患者于8月29办理出院，出院后仍有躯干、双下肢运动感觉功能障碍、二便障碍，每日尿量4000mL以上，之后曾在多次住院康复治疗。2023年1月30日13时再次收入院，入院症见：双上肢功能部分恢复，可抬离床面，肘关节、腕关节可屈、伸，双手指能轻微屈曲。双下肢无随意活动，二便无知觉。躯干约平第7胸椎以上恢复知觉，双下肢感觉麻木，无随意运动，近20天来全身不自主抖动，抖动时间不规律。纳寐尚可，二便无知觉，小便留置尿管，尿液清，大便三四日1行。

2023 年 1 月 30 日口服巴氯芬片 5mg，每天 3 次，第三天后巴氯芬片 10mg，每天 3 次，症状好转，但第五天又反复全身不自主抖动，每日上午 9 点开始，持续 1～2 个小时，伴全身大汗，头颈肩部尤甚，大小便失禁，舌胖淡有齿痕，苔薄，面白，主管医师微信求治。

颈椎骨折后躯干、下肢运动障碍，当是脊髓受损，肾主骨生髓，脊髓受损，当为肾伤，肾司二便，因此大小便失司。

肢体抖动，可以因热引起，热灼津伤，热盛动风，但患者无口渴、舌红等热象，非阳证，故可排除。

也可因水饮内停，水溢经脉，导致颤抖，如苓桂术甘汤证"身为振振摇"，或真武汤证"振振欲擗地"，本患似可考虑，但本患舌苔非水滑，且汗多，似与饮证不甚相符。

还可因津血不足，筋脉失于濡养引起。本患大汗，津液受伤，筋脉失濡，于理颇合。

汗出一症，有阳有阴，本患面白舌胖淡，无口渴、口苦等表现，属阴证，当为阳气不足，不能固摄所致。结合肾虚，多为肾阳不足，因此玉屏风益气固表方当非首选。而以附子类方为宜。

《伤寒论》第 20 条曰："太阳病，发汗，遂漏不止，其人恶风，小便难，四肢微急，难以屈伸者，桂枝加附子汤主之。"本条文所述桂枝加附子汤与本患非常相宜，方中桂枝汤可调和营卫，治疗汗证，且有姜枣草健中增液，加附子温阳固表。

本方治疗汗证，出汗很多，四肢微急、难以屈伸与肢体运动障碍、不自主抖动相似，且本患颈椎骨折后大小便难，与原文"小便不利"基本相合。

故选桂枝加附子汤，因头颈部汗多，且为颈椎骨折损伤，当为葛根证，故可增葛根一药起阴气，升津液，舒筋脉。

处方

桂枝 15g	赤芍 15g	生姜 15g	大枣 15g
炙甘草 10g	炮附子 15g（先煎）		葛根 15g

5 剂，水煎服，日 1 剂。

二诊： 2022 年 2 月 21 日。

微信诉：2 月 10 日晚间服药 1 剂，次日抖动明显减轻，服药 3 剂不自主抖动缓解，汗出缓解，又开 3 剂，只服了 2 剂，因便干停药，1 个月后随访，抖动及汗出症状一直没有反复。

【按语】

神经系统损伤笔者的治疗比较少，本患主治医师曾听笔者讲课，故微信求助，主要想解决不自主抖动和出汗问题。患者资料和舌苔发过来后，第一印象是本患当属阴证，没有阳热表现。而从经方体系分析，舌胖淡、身抖动，首先想到了水颤证，因水饮导致的抖动，但患者舌苔不太支持；若是水饮，伴有汗出，常见五苓散证，但五苓散证一般口渴明显，所以没列入首选。

从另一个主诉汗出很多，一下想到治疗漏汗证的桂枝加附子汤条文，此患者的汗出与原文一致，出汗很多，且因阳气不足引起，小便不利也都有，唯有不自主抖动与原文"四肢微急，难以屈伸"不一致，但从象思维角度也非常类似，仔细推其机理，二者都是因津液亡失引起，故坚定了桂枝加附子汤的选定。

此外，结合脊髓损伤、二便失司属肾元受损，而桂枝加附子汤中附子可温肾阳，更确信桂枝加附子汤的选择。

从本患的治疗得到的启示：对复杂疑难的病患，只要依照六经理法辨证论治，完全可能取得意外之效。

莫被药理乱思路，中医辨证顽疾除
——失眠十五年案

某女，41岁。

初诊： 2021年4月6日。

主诉： 失眠15年。

15年前产后当天因家庭矛盾痛哭一晚，之后每日失眠，能入睡，但易醒，晚11点、凌晨2点醒，4点醒后难入睡，多梦，口不苦，脘闷，小便无力，尿黄，跳绳遗尿，打喷嚏后头目清，口渴不欲饮水，饮水后手胀而浮肿，纳可，大便正常，月经基本正常，经尽时稍腹痛，易紧张，易怒。舌尖红，苔薄腻。脉沉细弦。

小便无力、跳绳遗尿、口渴不欲饮、饮水后手胀浮肿、脉沉弦提示水饮，太阴病。

喷嚏则头目清，结合手胀，提示有表证。

缘起产后因生女孩而致家庭矛盾，大哭一夜，肺主悲忧，肺气郁闭，无以通调水道；金郁木壅，右降不及，殃及左升，故易怒紧张。病属少阳。

气滞水停于内，风寒易袭于外，则阳气时起抗邪，故睡眠不安，时时作醒，即如《黄帝内经》所言："因于寒，欲如运枢，起居如惊，神气乃浮。"

综上，属太阳太阴少阳合病。

太阳病，予葛根汤。

太阴病，合茯苓、白术、附子，即合苓桂术甘汤、真武汤。

少阳病，合小柴胡汤。

故以葛根汤合苓桂术甘汤、真武汤，加枳实，取枳术汤行气宽中。

处方

葛根 12g	炙麻黄 6g	桂枝 10g	白芍 10g
生姜 10g	大枣 10g	炙甘草 6g	茯苓 12g
炒白术 10g	炮附子 6g（先煎）柴胡 12g		黄芩 10g

枳实 10g

7 剂，水煎服，日 1 剂。

二诊：2021 年 4 月 13 日。

既往醒来手肿、头目昏沉，药后睡眠较前深，醒后手不肿，早晨醒来头目清楚，但晚间仍时有醒，夜间醒来身热欲汗，小便无力，口渴，脘胀，自觉身体精神状态为近年来最好。舌尖红，苔薄，脉沉细弦。

药已见效，效不更方。

口渴，小便无力，加泽泻利水解渴。

前方加泽泻 20g，7 剂，水煎服，日 1 剂。

三诊：2021 年 4 月 20 日。

睡眠续好转，晚间有醒，醒后很快入睡，昼间有精神，既往夜间惊醒，自觉脏腑热，现醒后无焦虑，脾气已不急躁，晚间醒来小便，量不多，无胃胀，做梦明显减少，既往眼睛睁不开，自觉干涩，现眼睛清亮，能睁开，能静心看书。舌尖红，苔薄白，脉细弦。

药见大效，睡眠转深，夜晚无惊，昼无焦躁，神已归舍。眼睛清亮，魂已归宅。前方继服。

前方 7 剂。水煎服，日 1 剂。

【按语】

患者失眠十几年，中西医多方求治，效果不理想，几欲崩溃。未料此次药简效优，十分高兴。三诊时用手机将自己得病过程笔记简述：幼儿气喘，小学时头晕，初中焦虑，失眠，喝脑心舒、脑力健，长白发。生产时哭，月子里干呕，吃不下东西，睡不好觉，脾气暴躁，摔东西。带孩子从晚上被动醒发展为主动醒，从此开始越来越频繁的失眠。近几年一直头晕，失眠，注意力不集中，反应迟钝，脾气暴躁，乏力。

葛根汤因有麻黄，多数会因为麻黄能让人兴奋，而不该在失眠患者应用。但中医讲究辨证论治，本患虽然病程很长，但依据六经辨证，仍属表里合病，用葛根汤与苓桂术甘汤、真武汤、小柴胡汤合方，没有什么安神药物，但患者服后积年久病得到了很好改善，越发印证中医辨证论治的可贵。

第八节
头痛半月止痛难，经方三剂症豁然
——失眠头痛半月案

刘某妻，65 岁。

初诊：2014 年 5 月 8 日。

主诉：头痛失眠半个月。

随其子陪同其夫来京就诊，其夫患肺纤维化、肺大泡。待其夫诊治完毕，其子请求顺便为其母诊治，可再加号，诉其头痛、失眠半个月有余，服止痛药及安眠药效果不佳，颇以为苦。观其形体适中，诉头胀而痛，口干而苦，夜难入睡，偶入睡即噩梦纷纭，大便干，胸闷心烦，小便热涩，舌红，苔薄黄腻，脉弦。

口苦，心烦，噩梦纷纭，脉弦，少阳病。

头痛，太阳病。

口干，大便干，阳明里热。

小便热涩，舌苔腻，饮郁化热。

六经辨证属三阳合病夹有痰饮，思及《伤寒论》"伤寒八九日，下之，胸满烦惊，小便不利，谵语，一身尽重，不可转侧者，柴胡加龙骨牡蛎汤主之"。本患心烦、失眠噩梦纷纭，与胸满烦惊颇类，小便热涩与小便不利仿佛，虽无一身尽重，但有头痛，口苦而干，少阳火郁，心烦便干，阳明有热，苔腻尿涩，内有饮热，病理与柴胡加龙骨牡蛎汤证亦合。遂投以柴胡加龙骨牡蛎汤。

处方

柴胡 12g	黄芩 10g	清半夏 15g	党参 10g

| 生姜 15g | 大枣 10g | 茯苓 12g | 桂枝 6g |
| 生龙骨 30g | 生牡蛎 30g | 生石膏 30g | 大黄 5g |

6 剂，水煎服，日 1 剂。

二诊：2014 年 5 月 15 日。

随其夫复诊时，诉服药 3 剂，头痛止，而睡眠安，大便畅，症状悉除。舌红，苔薄，脉弦。

3 剂大效，效不更方。

前方 5 剂巩固。

【按语】

柴胡加龙骨牡蛎汤治疗神经系统疾病以及精神类疾病很常用，要在"烦惊"二字，心烦、易惊惕，可以见神志障碍，也多见于失眠易醒，尤其是噩梦纷纭，容易惊醒的患者，徐灵胎云本方能"下肝胆之惊痰"。

本方证特点为六经辨证属三阳合病，且兼痰饮，是太阳病误下后，表未解，仍一身尽重，但邪气入里，兼半表半里之少阳以及阳明里实，所以出现谵语、便干之阳明证，也有难以转侧、胸满烦惊之少阳病，更兼小便不利之水饮证。

本患者头痛剧烈，服止痛药尚不能缓解，但服中药三剂头痛即止，足证辨证准确。回顾辨证过程，其一,六经辨证适合柴胡加龙骨牡蛎汤；其二，方证辨证切应柴胡加龙骨牡蛎汤证，尤其是患者症状几乎与原文相同，如此投方，取效会有很高的概率。

第九节
心悸汗出抓独症，经方原方治异病
——甲亢心悸及老年汗出案

病案1

刘某，女，42岁。

初诊：2011年11月4日。

主诉：心悸一月余。

患者素患甲亢之疾，曾服甲巯咪唑控制，近一月余化验甲状腺功能指标偏高，时自觉手颤，心悸，大便易溏，面赤，舌淡暗，苔白，脉细弦，曾于某西医院就诊，建议碘131治疗，因畏惧副作用而拒绝。经介绍来诊，初以柴胡桂枝干姜汤，一周无改善，刻下诉别无他不适，唯觉时有心悸，饮食、二便、睡眠均可，舌淡暗，苔薄白，脉细弦。

六经辨证无寒热表现，无外证，病位在里。

大便易溏，舌淡暗，病在太阴。

脉细弦，结合心悸、手颤，当为津血不足，心失所养，虚风内动。

无口渴、便干等，不在阳明。

因此本患六经辨证属于单纯的太阴津血不足证。

至于方证，显然炙甘草汤为首选，"伤寒，心动悸，脉结代，炙甘草汤主之"，本方益气养阴，重用地黄，配合麦冬、阿胶、人参、大枣、麻仁大补津血，以桂枝、生姜、清酒通阳，因药房无生姜，以干姜代替。

处方

生地黄60g	炙甘草12g	大枣15g	桂枝10g
干姜10g	火麻仁10g	党参10g	阿胶珠10g

麦冬 15g

14 剂，水煎服，黄酒一匙兑服，日 1 剂。

二诊： 2011 年 11 月 25 日。

诉服药至第 3 剂后觉心动悸明显减少，症状减半，别无不适，偶有腹坠，舌苔薄白，脉细弦。

症状减半，效不更方。

前方再进 14 剂，水煎服，日 1 剂。

三诊： 2011 年 12 月 8 日。

诉服药至今心悸已愈 8 分，近来大便难，量少，少腹胀，且右颈部偶有疼痛，四逆，舌淡，苔薄白，脉细弦，脉细弦。

右侧颈痛，少腹胀，四逆，少阳证，无口苦等郁热表现，属四逆散证。前方合四逆散。

处方

生地黄 60g	炙甘草 12g	大枣 15g	桂枝 10g
生姜 15g	火麻仁 15g	党参 10g	阿胶珠 10g
麦冬 15g	柴胡 10g	枳实 10g	白芍 10g

以此方加减治疗两个月，诸症皆愈。复查甲状腺功能正常。

病案 2

李某，男，61 岁。

初诊： 2015 年 1 月 29 日。

由本科同事介绍来诊，形体适中，面色黑红，诉半年来动则汗出，乏力，余无特殊，后仔细追问还有何不适，诉近两月时发心悸，口不渴不苦，二便如常，舌胖暗苔薄，脉细滑。

汗出乏力，心悸，脉细，病在太阴。

无口渴口苦，无阳明、少阳证。

无恶风，非太阳病。

病在太阴，然当处以何方？玉屏风散？生脉散？都感勉强，本患病在人阴，津血不足，据其时发心动悸，虽临诊时未见脉结代，但其病机与仲景治疗"心动悸，脉结代"之炙甘草汤证颇同，故处以炙甘草汤原方。

处方

| 炙甘草 12g | 大枣 20g | 桂枝 10g | 生姜 15g |
| 火麻仁 10g | 麦冬 15g | 生地黄 45g | 党参 10g |
| 阿胶 10g |

14 剂，水煎服，日 1 剂，嘱黄酒一匙兑服。

二诊：2015 年 2 月 12 日。

服药半个月后来复诊，患者喜形于色，诉服药后汗出明显减少，已基本正常，体力增，心悸未作。舌胖暗苔薄，脉细缓。

药后症除，辨证准确。前方地黄增量巩固疗效。

前方生地黄改为60g，14 剂，水煎服，日 1 剂。

【按语】

炙甘草汤见于《伤寒论》第 177 条"伤寒，脉结代，心动悸，炙甘草汤主之"，该方证主症即心动悸、脉结代，而以方测证，该方适合于气阴两虚者，凡病机与此吻合，且症状表现为心悸者，投此方疗效卓著，要点是地黄要重用，且要用酒。

病案 1 甲亢后心悸，柴胡桂枝干姜汤无效，改服炙甘草汤三剂即明显减轻，可见本方治疗心悸疗效肯定。案例 2 因患者症状不多，以汗多为主诉，除汗多乏力外，别无他症，辨证颇为棘手，但从其舌脉症，辨为气阴不足，即便如此，亦可有多种选择。

若依常法，与玉屏风散之类，药效如何，颇难定论。但临诊时抓住患者无意中所说近两月时有心悸，尽管就诊当时脉无结代，但未让此症状滑口而过，而抓住心悸为突破口，颇有独处藏奸之意，参合病机特点，果断处以炙甘草汤，竟取不意之效。

　　本自得意，以为又发现炙甘草汤另一重要作用，但观《备急千金要方》早有炙甘草汤"治虚劳诸不足，汗出而闷，脉结心悸，行动如常，不出百日，危急者十一日死"的记载，虽未明确提治疗汗证，但已有治疗汗出之说法，读古书不可不细也。

第十节
先辨六经后方证，简方亦可治顽症
——心悸喘息十月案

李某，女，56岁。

初诊： 2021年10月25日。

主诉： 心悸喘息10个月有余。

年初无明显诱因喘憋，自觉心动过速，胸闷憋气，坐位、平卧不舒，站立减轻，曾于广安门医院、安贞医院、协和医院就诊，肺CT：右肺下叶外基底段磨玻璃结节。建议3～6个月复查。超声心动示：二尖瓣反流；心电图正常；肺功能提示：通气障碍，FeNO正常；下肢超声：双下肢动静脉正常。于某三甲中医院服中药汤剂治疗，药味繁杂而效不显，喘息时服参松养心胶囊4粒可逐渐缓解。

患者面色黧黑，无咳嗽，晨起痰1～2口，胸骨后疼，进食梗塞不顺，食后打嗝，剑突下隐痛，口干欲热饮，无口苦，小便可，大便多年不成形，日4～5次，眠可。舌胖淡，苔薄有白沫，脉细弦。

观其面色偏黑，询其大便溏薄，卧则喘悸，苔沫脉弦，当属太阴里虚寒之水饮证。

胸骨后疼，进食梗噎，剑突下隐痛，口干，皆为阳明里实热之胸膈郁热证。《金匮要略》云："食少饮多，水停心下，甚者则悸，微者短气。""胸痹，胸中气塞，短气，茯苓杏仁甘草汤主之，橘枳姜汤亦主之。"

本患坐位、平卧不舒，站立减轻，且诉每于躺倒过程中心悸发作，旋即坐起，与体位有关，此饮证为患之特色。

茯苓杏仁甘草汤与橘枳姜汤均治饮阻气滞之胸痹证，从心悸喘憋而言，似茯苓杏仁甘草汤更为合拍。

而进食梗噎、胸骨后疼之阳明胸膈郁热证显系栀子豉汤证，因多年便溏，仲景明言：凡用栀子汤，病人旧微溏者，不可与服之。故栀子豉汤似非所宜，故以栀子干姜汤，辛开苦降，解郁热而温中阳。

本拟再合橘枳姜汤，后为求简洁，单以栀子干姜汤合茯苓杏仁甘草汤为治。

处方

炒栀子 15g   干姜 6g   茯苓 12g   杏仁 10g

炙甘草 6g

7 剂，水煎服，日 1 剂，分两次服。

二诊：2021 年 11 月 1 日。

进门即欲鞠躬致谢，诉一周来喘息心悸基本未作，自觉周身有力，既往右耳堵，听力差，现已好转，右胸疼缓解，右下肢既往水肿消失，服药后有气下行之感，进食梗噎不顺明显减轻，大便日 1 次，成形，剑突下隐痛已。舌尖暗红，苔薄右白沫，脉细弦。

药后诸症均明显改善，方证对应。

效不更方。

前方 7 剂，水煎服，日 1 剂。

【按语】

患者为一同事朋友，经朋友介绍来诊。首诊为求简明，依照六经辨证投一小方，不期患者服药当晚即可平卧，未发作心动过速，夜半醒来，随即将此消息微信告知同事。

或问：此患不用茯苓杏仁甘草汤，改以苓桂术甘汤可行？答曰：亦无不可，本患发病与体位有关，饮停心下，有食后打嗝、喘悸之冲逆，苓桂术甘汤亦为可选。但本患冲逆不甚，且兼阳明郁热，故茯苓杏仁甘草汤更为简明。

患者后来服药症状一直平稳，特送锦旗一面致谢。

第三章

脾胃疾病

第一节
抑酸不效胃不适，方证辨证要细致
——胃脘疼痛半年案

林某，女，56岁。

初诊：2014年6月23日。

主诉：胃脘疼痛不适半年。

2010年因胸闷于协和医院诊为间质性肺炎，肺纤维化，口服泼尼松、富路施、茶碱，曾疑皮肌炎。近半年胃脘疼痛不适，西医予口服奥美拉唑。

刻下：胃脘不适，现服奥美拉唑，泛酸，偶咳，无气短，畏寒，身痒，夜眠入睡困难，不实易醒，口和，食欲好，汗出，大便成形，小便频，舌胖暗，苔薄腻，脉细尺弱。

畏寒、口和、尿频、苔腻，有寒饮。

反酸、汗出、夜眠易醒，有上热。

寒热错杂，病属厥阴，半夏泻心汤证。

反酸，加吴茱萸，与黄连成左金丸之意。

尺脉弱，下元不足，加肉桂与黄连相配，取交泰丸之意。

处方

黄连10g	黄芩10g	清半夏15g	炙甘草6g
党参10g	大枣10g	干姜6g	吴茱萸3g
肉桂3g			

7剂，水煎服，日1剂。

二诊：2015年8月19日。

于合肥抄方服中药，现胃脘不适，其苦莫名，恶冷食，夜间有痰，易咯出，大便正常，睡眠可。舌暗红，苔薄腻，脉细滑。

仍胃脘不适，莫名其苦，恶冷食，且有痰，考虑痰饮为患，有类"彻心中愦愦然无奈者"，为生姜半夏汤证。

尺脉已不沉，睡眠已好转，去肉桂。

胃脘不适，莫名其苦，与百合病亦相类，增百合一味，《神农本草经》谓"主邪气腹胀心痛，利大小便，补中益气"。

6月23日方去肉桂，黄连改为6g，干姜易为生姜15g，加百合15g。

21剂，自煎，日1剂。

三诊： 2015年9月16日。

胃脘不适明显减轻，上次服药后，仅服奥美拉唑1次，有痰色白质黏，夜尿频，尿少，舌胖暗，苔黄腻，脉滑。

胃脘不适明显减轻，方证相应。

尿频量少，有痰，痰饮仍盛，加茯苓利水。

前方加茯苓15g。

21剂，免煎颗粒，日1剂。

四诊： 2015年10月21日。

病情稳定，胃脘无不适，夜尿频，每晚5次，大便正常。舌暗苔薄腻脉沉滑。

胃脘无不适，效不更方。

仍夜尿频，增乌药温肾散寒，助下焦气化，与百合组成百合汤，亦治疗胃脘胀痛。

前方加乌药6g。

21剂，自煎，日1剂。

【按语】

患者久服泼尼松等西药，损伤脾胃，尽管用奥美拉唑，仍然胃脘疼痛不适，且胃不和则卧不安，影响睡眠质量。辨证时寒热错杂明显，属半夏泻心汤证，但服药后效果不理想，再诊抓住其莫名其苦，考虑为生姜半夏汤证，且与百合病"意欲食，复不能食"相类，方药调整后病情明显改善。

其实半夏泻心汤中原有半夏和干姜，与生姜半夏汤有干姜与生姜之别，两者比例也有差异，但临证确实效果差别很大，因此可见，经方辨证不可不细。

第二节
药少力专治急症，覆杯而愈快奏功
——呕吐眩晕输液无效案

胡某，女，38 岁，承德人。

初诊：2014 年 10 月 9 日。

主诉：呕吐眩晕 1 天。

患者 10 月 8 日乘车来京探望其夫，于车上呕吐不止，下车后去民航总医院急诊就诊，呕吐，呕吐物为稀水痰涎，视物旋转，予静脉点滴前列地尔注射液等，输液一晚症状不减，查头颅 CT 未见异常。

9 日下午其同乡跟余抄方学习，介绍由其丈夫及朋友开车送至特需门诊，候诊过程中再次呕吐，就诊时见恶心，温温欲吐，无腹泻，无口渴口苦，视物旋转，不敢睁眼，倦怠，右侧肢体麻木，趴在诊桌上，一西学中学员测其血压 70/50mmHg，舌淡苔薄，脉沉细。

眩晕、呕吐，呕吐物为稀水痰涎，"脉得诸沉，当则有水"，结合本患脉沉细，舌淡，本患属水饮病无疑。

无寒热、身痛，即无外证。

呕吐眩晕，少阳证亦常见，但该患无口苦、咽干、往来寒热等表现，且亦无外感病史，故排除少阳病。

无口渴便干，非阳明里证。

综上，考虑本患六经辨证为太阴病。

从方证辨证看，苓桂术甘汤治疗"心下逆满，气上冲胸，起则头眩""心下有痰饮，胸胁支满，目眩"，都提到治疗眩晕，故可以选用。

五苓散条文也提到"吐涎沫，癫眩"，但该方是治疗太阳太阴阳明合病之方，且以口渴、小便不利多见，本患似不太相宜。

吴茱萸汤可治疗吐涎沫，但该方善治疗吐利头痛，眩晕不是主选。

《金匮要略·痰饮咳嗽病脉证并治》："心下有支饮，其人苦冒眩，泽泻汤主之。"此方适用于眩晕不止。"卒呕吐，心下痞，膈间有水，眩悸者，小半夏加茯苓汤主之"，小半夏加茯苓汤适合突发呕吐且伴眩晕，本患眩晕持续存在，伴时发呕吐，故两方合用最宜。

乏力、倦怠，脉细，津液已伤，仿仲景意，加人参，以党参代替。

处方

| 姜半夏15g | 生姜20g | 茯苓12g | 泽泻15g |
| 炒白术10g | 党参10g | | |

3剂，免煎颗粒，日1剂。

因持续呕吐，低血压，再嘱急诊就诊明确诊断。

开方缴费，药房拿药后立即于候诊大厅予服药两袋（1剂药量），约半小时后患者诸症明显改善，待余下班时，约2小时后，患者于候诊处已能坐起微笑招手致意，第二日晨下床活动如常，正常进食稀粥。

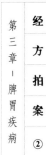

【按语】

恶心呕吐，水饮是常见原因。饮停于内，人体自我排邪，其出路不外从汗、尿、便或呕吐、咳咯而出。具体排邪途径要从患者症状来判定。

此类疾病西医补液治疗，往往效果不理想，因饮为阴邪，由乎阳气不足，无以运化蒸化而成，补液输入之液体寒凉，反助水湿，病难取效。而用中药温药和之，加之引水饮从小便而出，则呕吐、眩晕自止。

本患呕吐、眩晕症状很重，补液治疗无效，而服用免煎颗粒中药，经方小方，两小时后患者状况大为改善，可见中药辨证准确，确有覆杯而愈之功。

第三节
食入即吐辨证难，阴证阳证要决断
——晚间胃癌呕吐案

林某，男，75 岁，广西人。

初诊：2023 年 3 月 28 日。

因 "纳差、呕吐两月余" 于 2023 年 3 月 28 日 12 时 05 分由门诊入院。

病例特点：①75 岁老年男性，病程长。②2 个月前出现纳差，伴恶心、呕吐，进食即吐，进食油腻食物呕吐加重，呕吐物为胃内容物，非喷射性呕吐，无咖啡色样物，无反酸、嗳气，无口干、口苦，无腹痛、腹泻、解黑便，无四肢乏力、麻木，无恶寒、发热，无咳嗽、咳痰，无头晕、头痛，无心悸、胸闷、胸痛出汗等不适，未重视、未处理。病后精神一般，饮食、睡眠差佳，大便硬，小便正常。近期体重明显下降。③既往史：既往有后循环缺血、额部皮下脂肪瘤、额部皮下脂肪瘤、腔隙性脑梗死、前列腺增生症、双肾囊肿、耳鸣查因（神经性耳鸣？）、高血压病 2 级极高危组、良性发作性位置性眩晕、血脂异常、中度贫血、双侧颈总动脉分叉处斑块形成、叶酸缺乏。

2022 年 7 月 27 日至 2022 年 8 月 04 日因 "呕血 3 小时余" 在我院消化内科住院治疗，诊断：①胃癌伴出血；②幽门螺杆菌感染；③高血压病 2 级极高危组；④脑梗死；⑤动脉硬化（双侧颈总动脉、颈内动脉）；⑥肝囊肿？⑦双肾囊肿？入院后予禁食、抑酸护胃、促进黏膜修复、维持电解质平衡、补液、输血纠正贫血等对症治疗，并配合中医治疗手段治疗耳鸣。

胃镜检查：诊断意见：胃窦溃疡待查（胃癌？）。（2022 年 7 月 29 日我院）胃镜病理普通报告：（胃窦）腺癌。

初步诊断：①胃癌并腹腔淋巴结转移；②高血压病2级极高危组。3月28日微信求诊，照片舌淡暗苔薄。

患者呕吐，大便硬，腑气不通，胃气上逆，当属阳明病。

但无口渴口苦，舌淡，面色萎黄，似属太阴。

但患者进食即吐，病势急迫，仍考虑以实为主，当急以通腑降气为主。

《金匮要略》条文"食已即吐者，大黄甘草汤主之"，本患为大黄甘草汤证。

处方

酒大黄 12g　　　生甘草 3g

3剂，水煎服，日1剂。

二诊： 2023年3月30日。

微信诉：服药一次呕吐止，能进食米粥。

服药一次吐止，方证准确。

嘱继服中药。

三诊： 2023年4月1日。

观察几天，患者服中药后一直无呕吐，大便一次，西医仅补液治疗，因患者血红蛋白4.5g/L，输血一次，未用止吐药物。

【按语】

本患辨治难点在于阳证与阴证的鉴别。受西医诊断影响，患者贫血，胃癌晚期，舌淡，多日未进食，体重明显下降，是否是阴证，用吴茱萸、生姜之类治疗？

但观患者便硬，大便多日未行，进食即吐，病势急迫，"诸逆冲上，皆属于火"，因此患者当从阳证治疗，投大黄甘草汤，本来开方生大黄，但因当地药房无生大黄，改以酒大黄，效果亦佳，一次吐止。

有伤寒学者认为，应用大黄甘草汤的要点在于食入口即吐，不用太在意其他兼症，类似有是症则用是方，有一定道理。

后来 4 月 1 日主管医生在原方基础上合用四君子汤，病情一直稳定。

第四节
方证似是而实非，六经辨证当细推
——呕吐不食烦躁案

刘某，女，85岁。

初诊：2015年1月7日。

主诉：呕恶不食4天，频发呕吐半日。

患者于心内科住院，4日前受凉发热，经用退热药热退，之后呕恶不欲食，主管医生予小柴胡汤治疗，病仍不解，今日始频发呕吐，邀请会诊。床边查看患者，坐于床上，手捧一塑料盆，下颌抵于盆边，时时作呕而无物，面色无华。

询之，声低懒言，呕吐少许涎沫，自觉涎沫极凉，口干微苦，头晕目眩，不敢睁眼，小便尚可（应用静脉速尿入小壶），无腹痛腹泻，心烦，护工诉其时欲以手捶床，舌胖淡苔薄，脉沉细弦。

目眩、口苦，心烦喜呕，且得之外感后，属于少阳病，当治以小柴胡汤。

而主管医生已经应用小柴胡汤未效，何故？必是少阳病又有兼夹，或并非单纯少阳病。

患者干呕，吐涎沫，烦躁，内有寒饮，属太阴吴茱萸汤证。

故本患应为少阳太阴合病，吴茱萸汤合小柴胡汤。

处方

吴茱萸6g	生姜15g	大枣10g	党参10g
柴胡10g	黄芩10g	清半夏10g	炙甘草6g

3剂，免煎颗粒，日1剂。

二诊： 2015 年 1 月 8 日。

昨日午后服药，晚间症即大减，已能进食，今日晨起精神佳，面色转润，无呕恶，进食已近正常。护工诉再给老人家喂药，老人坚称药味道极苦，拒绝服药。嘱清淡饮食自养。

【按语】

本患给笔者印象很深，住在心内科阴面的一个房间，进门即见患者形体消瘦，坐于床上，呕出为涎沫，且自诉涎沫极凉，寒饮明确；另外患者烦躁也给笔者突出印象，护工稍有大声，老人即皱眉，用手捶床，当时就想到了吴茱萸汤条文《伤寒论》第 243 条：食谷欲呕者，属阳明也。《伤寒论》第 309 条：少阴病，吐利，手足逆冷，烦躁欲死者，吴茱萸汤主之。《伤寒论》第 378 条：干呕，吐涎沫，头痛者，吴茱萸汤主之。呕、涎沫都有，尤其是烦躁欲死，仲景描述得非常贴切。吴茱萸汤证无疑。

本患难点在于，患者于外感后患病，且有不欲饮食、目眩、心烦喜呕，均可用少阳解释，且仲景明言：伤寒中风，有柴胡证，但见一证便是，不必悉具。本患应用小柴胡汤当无疑义。

但患者用小柴胡汤无效，当是少阳兼夹或合病他经病变。显然，本患合并寒饮，且从后来合方效果来看，辨证为少阳太阴合病，吴茱萸汤合小柴胡汤治疗正确。这也给我们一个教训：临床辨证还是要按六经辨证一步一步精准辨证。少阳病的心烦与吴茱萸汤的烦躁欲死程度上还是有不同的，吐涎沫与少阳的喜呕也有不同。经方辨证不能只求大概，当力求精准。

另外，当老人家病痛时服药不觉其苦，而待服药次日症退纳增后，再服药则因其味苦而坚辞不受，也一定程度上证明治疗准确。

第五节
腹痛腹泻十余年，经方六味病可痊
——腹痛腹泻十年案

王某，男，54岁，河北唐山人。

初诊：2019年2月5日。

主诉：腹泻腹痛10余年。

未系统诊治，村医常予庆大霉素注射液以及氟哌酸口服，痛即腹泻，泻下物糊状，无脓血。泻后痛减，腹部坠胀，大便日4～5次，口和，手足冷，形体消瘦，面色萎黄，舌淡暗苔薄，脉细弦。

腹泻腹痛，泻下物糊状，且口和舌淡，无阳热之象，当属阴证，病在太阴。

泻前腹痛，泻后痛减，腹部坠胀，手足冷，似有少阳气郁。

《伤寒论·辨少阴病脉证并治》云："少阴病，四逆，其人或咳，或悸，或小便不利，或腹中痛，或泄利下重者，四逆散主之。"此患手足四逆，脉象弦细，当属四逆散证。

依仲景法，四逆散方后注："咳者，加五味子、干姜各五分，并主下利……泄利下重者，先以水五升煮薤白三升，煮取三升，去滓，以散三方寸匕内汤中，煮取一升半，分温再服。"四逆散为少阳气郁之方，合病太阴，依照仲景方后注加减法，加干姜、五味子、薤白。

处方

柴胡10g	枳实10g	白芍10g	炙甘草10g
干姜6g	五味子10g	薤白10g	

7剂，水煎服，日1剂。

二诊： 2019 年 3 月 28 日。

抄方续服至 1 个月，微信告曰：药后大效，诉大便正常，日 1～2 次，唯稍有腹痛，口不苦，舌淡暗苔薄，求再处方。

药后效果明显，证明方证对应。

口不干不苦，无化热之象。

大便已成形，去薤白。

仍有腹痛，遵仲景四逆散方后加减法，加炮附子温中止痛。

前方去薤白，加炮附子 6g（先煎）。

14 剂，水煎服，日 1 剂。

三诊： 2019 年 4 月 15 日。

微信诉：病情明显改善，偶尔腹部微痛，大便正常，偶有打嗝烧心。嘱前方再服半月，停药饮食调理，忌生冷、黏滑、饮酒辛辣。

【按语】

四逆散证属少阴抑或少阳，历来学者见仁见智，依胡希恕老师意见，以及《桂林古本伤寒论》，此方当为少阳之方。

此患者是笔者春节回乡省亲时所诊治，当时在老家满屋病患，此患者久泻未经系统诊治，一直在村医处治疗，症状相对比较单纯。脉象弦细，手足四逆，确有四逆散之方证特点，但舌淡而暗，腹泻经年，当属阴证，乃依仲景法加干姜、五味子。

患者腹痛且坠，按仲景意，腹痛当加炮附子，泄利下重宜加薤白，到底该加何药，彼时迟疑，后谋定先加薤白以观疗效，不效，再易附子。药后果然大效，然腹痛未尽除，乃易薤白为附子，果然疼痛愈发减轻，这也证明了仲景方后注也是临床实践得来，能很好地指导临床实践。

或曰：依脏腑辨证，此肝气乘脾之证，予刘草窗之白术芍药散如何？答：亦应有效。白术芍药散药凡四味，有经方风范，与四逆散亦颇有相类。方中芍药一味为两方共有，疏肝者，一用柴胡，一用防风；行气者，一用枳实，一用陈皮；和中者，一用甘草，一用白术。至于两种方法孰优孰劣，取效有无差别，不敢断言，听凭高明。

第六节
腹泻怕冷又怕风，治疗未可纯健中
——食冷腹泻两月案

戴某，男，11 岁。

初诊：2018 年 3 月 26 日。

主诉：食冷腹泻 2 个月余。

2 个月来食冷腹泻，1 周前外感咳嗽，服柴胡桂枝汤咳止，本周腹泻两次，无痰，外出遇风冷易泻，口不渴不苦，舌胖淡，苔薄白腻，脉沉细。

既往史：2016 左下肢骨癌手术化疗，去年 8 月化疗结束。

腹泻，结合骨癌化疗史，考虑病在太阴。

遇风冷则泻，考虑表虚外证。

无口苦口渴，无少阳阳明病。

太阳太阴合病，桂枝人参汤证。

处方

党参 10g　　　炒白术 10g　　　干姜 6g　　　炙甘草 6g

桂枝 6g

7 剂，免煎颗粒，日 1 剂。

二诊：2018 年 4 月 2 日。

遇冷则泻，腹痛，较前频次减，舌胖淡苔薄，脉沉弦。

腹泻频次减少，无口渴口苦，方证对应。

脉沉弦，且遇冷腹痛，寒饮较重，前方干姜增量。

前方干姜改 10g。

14 剂，免煎颗粒，日 1 剂。

三诊：2018 年 4 月 16 日。

两周前腹泻 3 次，鼻衄 1 次，无腹痛，舌胖尖红，苔薄，脉沉弦。

腹泻次数减少，腹痛未作，方证准确。

鼻衄一次，舌尖红，有上热之虞。

但无口渴口苦，先守方观察。

4 月 2 日方 14 剂，免煎颗粒，日 1 剂。

四诊：2018 年 5 月 2 日。

半个月腹泻 1 次，近 4 日轻咳，少痰，舌胖淡红，苔薄腻，脉沉细。

腹泻次数续减，轻咳少痰，加五味子合干姜止咳，且干姜、五味子亦可止利。

4 月 2 日方加五味子 10g。

14 剂，免煎颗粒，日 1 剂。

五诊：2018 年 5 月 16 日。

近日外院复查身体一切正常，半月来一直无腹泻，可少量进食水果，近几日打嗝，大便正常，口渴，偶咳，舌胖淡红，苔薄腻有裂，脉细。

进食少量水果亦无腹泻，前方有效。

口渴，打嗝，苔薄腻，阳明有热。

前方加陈皮、竹茹取橘皮竹茹汤之意清热化痰降逆。

前方加陈皮 10g，竹茹 10g。

14 剂，免煎颗粒，日 1 剂。

六诊：2018 年 5 月 30 日。

打嗝缓解，一直无腹泻，晨醒两次，咳止。舌胖淡红，苔薄，脉细不静。

打嗝缓解，腹泻未作，前方有效。

已无打嗝，舌苔已薄，去陈皮、竹茹。

脉细不静，恐有内热，加白茅根清热。

5 月 2 日方加白茅根 15g。

处方

党参 10g	炒白术 10g	干姜 10g	炙甘草 6g
桂枝 6g	五味子 10g	白茅根 15g	

14 剂，免煎颗粒，日 1 剂。

后加减服药 1 个月，一直无腹泻，停药。5 年后其姥姥看病时诉患者一直无腹泻，身体状况良好。

【按语】

患者食冷、遇风腹泻，分析其原因，与骨癌手术化疗损伤脾胃有关。从太阳太阴合病入手，选择桂枝人参汤治疗收到明显效果。本患如果单用理中汤，是否可以？料也有效，但是否能如桂枝人参汤效果好，不敢断言。

桂枝人参汤因有桂枝，笔者以为一方面该药能健中温中，另一方面能解外散寒，对遇风冷则泻有利。正如黄连汤中有桂枝，此类患者也多有胃脘部怕凉怕风的症状，有些患者一开冰箱门或者风扇吹了腹部即腹痛腹泻。加用桂枝后患者对寒冷、冷风的耐受度会明显改善。

第四章

皮肤病

第一节
痤疮两年面失俏，六经辨证一周消
——面部痤疮案

连某，女，35 岁。

初诊：2018 年 1 月 4 日。

主诉：面部起痤疮 2 年。

患者同事曾于我处治疗慢性咳嗽，起效迅捷，遂介绍其来诊。两年来面部起痤疮，经期明显，于某三甲中医院皮肤科服中药数月效果不理想，来诊时见两颊散发痤疮，以右侧明显，疹色暗红，形体适中，口干，不苦，凌晨 2 点后睡眠不实，大便易软，小便正常，月经量少，无痛经，平素畏寒，手足冷。舌暗苔薄，脉沉细。

患者面部见疹，色红，口干，考虑上有热。

手足冷，畏寒，大便易软，考虑下有寒。

月经量少，脉细，睡眠不实，考虑津血不足。

大便软，脉沉，水湿之象。

痤疮多有湿邪，《内经》云"汗出见湿，乃生痤痱"，结合津血不足，则为血虚水盛。

血虚水盛，当归芍药散常用，患者月经量少，且舌暗疹暗，又有瘀血，本方适宜。

寒热错杂方证如何选择？若从面部起痤，笼统看来，阳明经循行涵盖整个面部，古有"阳明主面"之说，且有口干，则考虑阳明有热。

大便偏软，手足冷，太阴虚寒，阳明太阴合病，可否选黄连汤？

经典黄连汤证除寒热错杂外，有胃气冲逆表现，本患不具备。

其他半夏泻心汤证、生姜泻心汤证之类均有胃气上逆、中焦气滞之痞闷表现，本患没有。

从痤疮见于两侧面颊看，病在两侧，当属少阳。按《内经》所载"左颊属肝，右颊属肺"，且患者经少失眠，从脏腑辨证而言，当属肝血不足，肝魂失藏，与肝胆相关。故柴胡桂枝干姜汤或乌梅丸可选，而乌梅丸证上热下寒均较严重，且往往易有气机冲逆表现，而柴胡桂枝干姜汤偏清少阳肝胆之热，偏温中焦脾胃之寒，且含瓜蒌牡蛎散治疗口干，牡蛎能软坚散结，对痤疮颇合，若合用龙骨，安神定魄，治疗失眠效果良好。

故方选柴胡桂枝干姜汤合当归芍药散。因皮肤发疹，病兼太阳，故加荆芥以解表除湿，连翘解表透疹散结。

处方

柴胡 12g	黄芩 10g	天花粉 12g	桂枝 10g
干姜 6g	生龙骨 30g	生牡蛎 30g	炙甘草 6g
当归 10g	白芍 10g	川芎 10g	茯苓 12g
炒白术 10g	泽泻 10g	荆芥 10g	连翘 12g

7 剂，免煎颗粒，日 1 剂。

二诊：2018 年 1 月 11 日。

进门即兴奋告知，面部痤疮消退，两颧有斑，大小便正常，眠安，仍手足冷。舌暗苔薄，脉细弦。寻求进一步巩固治疗，且盼消斑。

看过以前于外院专科所开中药医师也是高级职称，本次依六经辨证取得如此速效，亦始料不及。一周痤消眠安，说明方证相合。

脉已不沉，水湿渐化，津血渐充。舌质仍暗，内有瘀血，前方加凌霄花祛风化瘀，连翘增量加强透表解毒之功。

前方加凌霄花 10g，连翘 15g。

7 剂，免煎颗粒，日 1 剂。

三诊：2018 年 1 月 18 日。

面部痤疮消退，未起新疹，诉两颧部起斑已经 1 年余，大小便正常。

舌淡红，苔薄黄，脉细滑小弦。

面部起斑已久，舌虽转淡红，脉仍细弦，仍从瘀血气滞考虑，前方加土鳖虫、鸡血藤以活血养血，化瘀通络。

1月4日方加土鳖虫5g，鸡血藤30g，7剂，免煎颗粒，日1剂。

2021年年中患者带其亲人就诊，诉自上次诊治之后，痤疮一直未发。

【按语】

既往治疗面部痤疮患者不多，本患既往经皮肤专科治疗效果不佳，究其原因，确实患者寒热错杂，病机较为复杂。依照六经辨证，将寒热错杂之方仔细进行方证鉴别，最终选择柴胡桂姜汤合当归芍药散，一周而疹消，说明方证辨证以及方证鉴别对疗效而言非常重要。

第二节
莫道银屑病属热，分清阴阳治无过
——银屑病临床治愈案

王某，男，32岁，河北丰润人。

初诊： 2015年3月30日。

主诉： 周身起皮疹两个月。

患者系余同村人，随本村表亲来通州中医院就诊。2014年本村平房改楼房，患者入住后因暖气未通，睡觉受凉，春节期间周身起疹，瘙痒，于当地西医院诊为银屑病，服用西药（具体不详）效果不佳，遂经表亲介绍来诊。

就诊时见四肢、胸腹及背部起疹，色淡红，瘙痒，畏寒肢冷，胃痛，大便软，无汗，口和，小便正常，眠安。舌胖淡，苔薄腻，脉沉细。

皮肤起疹，瘙痒，病在肤表，当为表证。

表证当区别表阳证还是表阴证。皮疹色淡红，且畏寒肢冷，脉沉细，当属表阴证。结合胃痛便软，起因冬月受寒，辨证明确。

无口渴、口苦，无少阳阳明病。

苔薄腻，考虑夹湿，湿欲外达而不畅，故发皮疹。

在表当用汗法。予桂枝去芍药加麻黄附子细辛汤，本方适合少阴表证，兼有水饮，加苍术化湿，有麻黄加术汤之意。

加当归、白蒺藜养血止痒，"治风先治血"之意。

处方

桂枝10g	生姜15g	大枣10g	炙甘草6g
炮附片10g	细辛3g	炙麻黄10g	苍术10g
当归10g	白蒺藜15g		

14 剂，免煎颗粒，日 1 剂。

二诊：2015 年 4 月 28 日。

当地抄方服药，诉服药后汗出，皮疹消退，近两日感冒发热，两胁部轻起疹，仍畏寒，口和，睡眠易醒，舌胖淡苔薄，脉沉细滑。

服药汗出，为正气来复，汗出邪气外达，故皮疹消退。

近两日外感稍有反复，仍足冷，脉沉细滑，增附子量，加强强壮之力。

睡眠易醒，不排除与麻黄有关，但麻黄为本方要药，加浮小麦除烦止汗安神，取甘麦大枣汤之意。

前方改附子 15g，加浮小麦 15g。

14 剂，免煎颗粒，日 1 剂。

后守方治疗月余，疹无新发而停药。两年后春节余返乡省亲，在三哥家其带亲戚看病，诉皮疹一直无新发。

【按语】

银屑病临床治疗困难，多从血热、湿毒论治，记得实习时跟诊抄方，多是犀角地黄汤之类加减。临床见不少医生辨病论治，每遇银屑病，辄从热毒论治，须知辨证论治，中医之灵魂。《内经》有云"善诊者，察色按脉，先别阴阳"，此患者虽然年轻力盛，但查疹色，观舌脉，问症状，一派阴证表现，既是阴证，从温法入手，治当无大错，至于方证，依六经八纲，桂枝去芍药加麻黄附子细辛汤可散沉寒，又可化饮除湿，颇觉合拍。

原文虽只是提到"气分心下坚，大如盘，边如旋杯，水饮所作，桂枝去芍药加麻辛附子汤主之"，似乎本方所治为水饮之病，且属饮停心下，但以方测证，本方为少阴太阴合病之方，湖南夏度衡教授言及此方道"本方着眼于气，而收效于水。阳气不温则水无以化，气机不通则水无以散。仲景取桂枝、麻黄宣肺解肌，通阳于表以澄水之上源；附片、细辛温肾散寒，复阳于里。两者相协，可贯彻表里上下，使气行邪散而水自消，此不治水而水治之法也"，论述此方相当精辟。

张某，女，38岁。

初诊：2021年3月16日。

主诉：下肢起疹多年。

形体偏瘦，春夏为剧，对称、游走性分布，皮疹为红色丘疹，腹凉，口干涩，胃胀，打嗝，遇冷明显，大便正常，有时便溏，眠可，月经正常，白带多，质稀，舌暗尖红，苔薄，脉细弦。

下肢起疹，太阳证。

胃胀便溏，白带多而质地稀，太阴里虚寒饮。

太阳太阴合病，中阳素弱，湿饮内生，流于下则便溏、白带，溢于外则发皮疹瘙痒，且伤于湿者，下先受之，故下肢皮疹为重。

口干而涩，疹成红色，舌尖红，上有浮热，病涉阳明。

处方完带汤，加枳实与白术，合为枳术汤，化水湿；加防风、连翘透表；加牛膝化瘀活血；黄柏、连翘清热。

处方

苍术 10g	炒白术 10g	陈皮 10g	党参 10g
炙甘草 6g	车前子 10g（包）	生薏苡仁 15g	柴胡 6g
赤芍 10g	山药 15g	荆芥 6g	黄柏 10g
枳实 10g	怀牛膝 10g	连翘 12g	防风 6g

7剂，水煎服，日1剂。

二诊：2021 年 4 月 6 日。

皮疹明显消退，白带好转，仍有胃胀，饥饿时打嗝，进食后好转，此种症状已 1 年余，大便正常，口干口苦，纳眠可。舌红，苔薄黄，脉弦滑。

疹退带减，胃胀打嗝突出，胃虚有痰湿，气逆明显，治里为主。

改以旋覆代赭汤和胃降逆，化痰健中，因药房无生姜，以干姜代替。

舌红，苔黄，仍有阳明里热，加芦根、蒲公英清热。

处方

旋覆花 10g（包）	代赭石 30g（先）	清半夏 10g	干姜 6g
炙甘草 6g	党参 6g	干芦根 20g	蒲公英 30g
大枣 10g			

7 剂，水煎服，日 1 剂。

三诊：2021 年 4 月 13 日。

仍打嗝，有时出虚汗，打嗝则汗止，空腹时易打嗝，大便正常，口苦缓解，大便正常，白带好转。舌淡红，苔薄黄，脉细弦。

服旋覆代赭汤一周而效果不彰，细问患者，空腹打嗝明显，伴汗出，打嗝则汗止，此现象如何理解？

考虑患者本有皮疹，显示欲从皮肤排邪，从皮肤排邪必赖汗出，而中焦虚弱，津液不足，时有打嗝，此亦为人体气机向上向外排邪之象，与"太阳病，下之后，其气上冲者"所述类似，原文予桂枝汤，与本患正合，桂枝汤外和营卫，内和脾胃，健中增液以发汗解肌，姑且一试，增量桂枝以降冲。

处方

桂枝 15g	白芍 10g	生姜 10g（无生姜以干姜 6g 替代）
大枣 10g	炙甘草 6g	

7 剂，水煎服，日 1 剂。

四诊：2021 年 4 月 20 日。

打嗝稍减，仍汗出，大便正常，口渴，欲热饮，心下硬。舌尖红，苔滑，脉浮弦。

打嗝稍减而不著，口渴，心下硬，此胃虚津伤之象。

仲景以人参治胃虚心下痞硬，且人参大生津液。

因口渴舌红，桂枝减量。人参以北沙参代。

前方桂枝改为 10g，加北沙参 6g。

7 剂，水煎服，日 1 剂。

五诊：2021 年 4 月 27 日。

打嗝明显减轻，仍有汗出，大便正常，皮疹一直未新发，舌淡红，苔滑，脉细滑。

药见大效，皮疹未发，前方北沙参增量。

前方北沙参改 10g。

续服 14 剂，水煎服，日 1 剂。

六诊：2021 年 5 月 18 日。

打嗝持续改善，上周右中指、足面少量皮疹，有水泡，大便溏，口渴减轻，白带渐多。舌淡红，苔薄白腻，脉细弦。

打嗝显减，胃虚渐复。

白带渐多，皮疹少发，桂枝汤除湿力嫌不足，再以完带汤加减，热象不重，3 月 16 日方减枳实、黄柏。

3 月 16 日方去枳实、黄柏。

14 剂，水煎服，日 1 剂。

【按语】

本患之便溏白带，外之皮疹，皆为人体排邪之外象，责其内因当为中焦虚弱，太阴不足，寒湿水饮内生。

"太阴之为病，腹满而吐，食不下，自利益甚，时腹自痛，若下之，必胸下结硬"，本患腹胀、便溏、心下硬，打嗝，太阴病明矣。

傅山之完带汤表里兼顾，化湿和中止带，疗效非凡。转方旋覆代赭汤欲解脘胀打嗝而效不著，结合汗出打嗝，方悟打嗝实为人体气机向上向外欲振奋排邪之象，转以桂枝汤加人参而获大效。

然桂枝汤化湿力小，复转完带汤除湿，虽看似病情反复，实则扶正与祛邪交替进行，病情程度逐渐减轻，不可以无效论。

某女，48 岁。

初诊：2022 年 6 月 15 日。

主诉：手掌起泡脱皮半月余。

小便淋沥，量少，大便不畅，小腹胀满不适，外阴略疼，舌尖疼，睡眠不安，口和，形体丰满，面部起斑。舌暗尖略红，苔滑，脉寸关沉细、尺弱。

小便淋沥，苔滑，脉沉细，手掌脱皮，形丰面黄有斑，均为水饮之象。

手掌起泡，表有水湿，结合脉沉细尺弱，属表阴证。

小便淋沥，里有水饮，病在太阴。

故辨证属少阴太阴合病。

小腹胀满，外阴略疼，均为肝经循行部位，示肝气郁滞。

舌暗，瘀血之征。

舌尖疼，舌尖红，上有热，属阳明。

本患六经辨证属于少阴太阴阳明合病，夹气滞血瘀。

少阴太阴合病，以水饮为主，方选真武汤，因反复起泡脱皮，表证明显，再加桂枝加强化饮透表之力。

阳明热轻，无口渴，唯舌尖疼，按部位属上焦，加连翘清火，兼透表之能；气滞血瘀予四逆散理气活血，加益母草活血利水。

处方

| 炮附子 10g | 茯苓 30g | 生白术 10g | 生姜 10g |

白芍 10g　　　　柴胡 10g　　　　枳实 10g　　　　炙甘草 10g

益母草 30g　　　桂枝 10g　　　　连翘 15g

7 剂，免煎颗粒，日 1 剂。

二诊：2022 年 6 月 22 日。

服药当晚小便畅利，少腹胀满缓解，睡眠深沉，后手掌脱皮痊愈。一周诸恙皆安，嘱抄方续服。半月后回访病情无反复。

【按语】

本案是在某茶庄诊病，当时诊脉发现六脉沉细，但尺脉尤其微弱，提示下焦虚弱。小便淋沥，大便不畅，小大不利，结合尺脉弱，考虑病位及肾，因肾司二便。舌尖疼红，外阴疼，舌尖属心，内有心火，下注小肠，可见淋痛。少腹胀满，足厥阴经绕阴部，入小腹，故考虑肝郁气滞；手掌起泡，病位在表，水饮无疑。

脉沉属阴，表阴里阴合病，真武汤为少阴太阴合病之方，善治水气，且温阳利水，正为合拍；但真武汤仅一味生姜走表，发表力弱。思及水泡在肌与皮之间，脾主湿，桂枝解肌发表，外调营卫，内健脾胃，于此患颇合。

心火如何治疗？既可清心火，又不伤脾胃，还可兼走表，连翘最恰。少腹胀满之肝郁气滞，兼夹瘀血，四逆散疏肝理气，畅达气血最为确当，可酌加益母草活血利水。

此患者当时经六经辨证结合脏腑辨证，开出此方，不期服药当晚见效，三五剂后诸症尽解，服药半月停药。停药约一周后，小便又稍有减少，嘱前方续服。作长相思一首以记。

长相思

时令暑湿，治手足脱皮，青龙、真武、薏苡均有建功，何谈成法？

手脱皮，脚脱皮，寒热湿饮需辨析，审病察气宜。

青龙宜，真武宜，薏苡竹叶也一席，师古君莫泥。

第五节
主诉术后手脱皮，层层推进治顽疾
——手足脱皮头晕案

唐某，男，80岁。

初诊： 2022年6月15日。

主诉： 手足脱皮一月余。

5月初行结肠癌手术，5月10日开始手指、足部蜕皮，大便次数多，多数成形，时喷嚏、流清涕，耳鸣。不咳，自觉平衡能力偏差，平卧左侧转头时头晕，口和，夜尿多，2～4次，纳可，舌胖暗，苔薄腻，脉弦滑。

手足蜕皮，喷嚏流涕，大便次频，苔腻脉弦滑，头晕，尿频，均为水饮之象。

蜕皮、喷嚏流涕，病在表，为太阳病。

夜尿频，大便次频，病在里，为太阴病。

耳鸣，少阳病。

舌暗，瘀血之象。

太阳太阴少阳合病，小青龙汤合苓桂术甘汤、小柴胡汤，加当归活血；虽无阳明病，少加石膏防温燥病转阳明。

处方

炙麻黄 6g	桂枝 10g	白芍 10g	干姜 6g
细辛 3g	五味子 15g	法半夏 10g	炙甘草 6g
柴胡 12g	炒白术 6g	茯苓 12g	当归 10g
生石膏 20g	黄芩 10g		

7剂，水煎服，日1剂。

二诊：2022 年 6 月 22 日。

手脱皮缓解，音哑耳鸣减，大便量偏多，成形，左转头时头晕减轻，口和，舌淡暗苔薄腻，脉细弦滑。

一周手脱皮痊愈，暗哑耳鸣减轻，头晕减轻，证明方证对应。

大便仍多，干姜加量，增狗脊加强补益之力。

前方干姜改 10g，加狗脊 12g。

14 剂，水煎服，日 1 剂。

三诊：2022 年 7 月 6 日。

手脱皮一直未作，大便日 2 次，既往呼吸时耳内声音大，近来好转，年轻上学时曾晕厥，20 世纪七八十年代复发过两次，90 年代发作，如醉酒样改变，住院诊为前庭神经炎，退休后有时卧看天花板，觉房顶物品飞，或转头头晕，正头则缓解，平衡能力偏差，走路易偏，小便频，有时喷嚏流涕，舌淡苔薄腻，脉沉细弦。

既往反复晕厥，转头头晕，平衡能力差，走路易偏，呼吸时耳声音大，均为水饮之象。

喷嚏流涕，表证仍有。

脉沉细弦，病转少阴太阴，改以真武汤合苓桂术甘汤。

处方

炮附子 6g（先煎）　　白芍 9g　　　　茯苓 12g　　　　生姜 9g

炒白术 6g　　　　　　桂枝 9g　　　　炙甘草 6g

14 剂，水煎服，日 1 剂。

四诊：2022 年 7 月 20 日。

体重增加，体力好，可步行 2 小时（六七千步），头晕改善，呼吸时耳中声音减少，既往严重时每天发作 3～4 次，本周未发作。近来血压平稳，血糖稳定，纳食佳，有时喷嚏流涕，期前收缩，夜尿 2～3 次，大便正常。舌淡暗，苔薄略腻，脉细弦沉结。

诸症均退，症状改善明显，方证相合，前方增量附子继服。

前方炮附子9g（先煎）。

14 剂，水煎服，日 1 剂。

五诊：2022 年 8 月 17 日。

耳内声响缓解，脱皮一直未作，喑哑时轻时重，大便时频时少，既往视物模糊基本缓解，平卧转头头晕明显减少减轻，血糖血压稳定，夜尿 4 次，遇油烟喷嚏，流涕，体力增，走路易偏，舌淡暗，苔薄白腻，脉沉细弦。另外近 20 年大约每半个月肛周痒发作，抹艾乐松能缓解，停药复发，近两个月未发作。

诸症续减，方证对应。

肛周瘙痒，也是水湿下注使然，经温化治疗，症状改善自在情理之中。

仍有喷嚏流涕，走路仍偏，水饮仍有，加干姜加强化饮之力。

7 月 20 日方加干姜 4g。

14 剂，水煎服，日 1 剂。

【按语】

本患的老伴曾经笔者诊治，疗效满意，本患者结肠癌术后，老伴带其调理身体，每次女儿陪同。一家人都是知识分子。

首诊手足蜕皮，喷嚏流涕，大便次频，苔腻脉弦滑，头晕，尿频，一派水饮之象，且表里合病，因脉弦滑，考虑为太阳太阴合病，故选择小青龙汤。考虑结肠癌术后，中焦受损，《金匮要略·腹满寒疝宿食病脉证治第十》"夫中寒家，喜欠，其人清涕出，发热、色和者，善嚏。中寒，其人下利，以里虚也，欲嚏不能，此人肚中寒"。既往即有喷嚏流涕之病史，此次结肠癌术后，中气受伤，善嚏，考虑中寒。与《金匮》此段条文相合。转侧时头晕，与起则头眩类似，考虑苓桂术甘汤所主，故予小青龙合苓桂术甘汤。

耳鸣可为水饮所致，亦可因少阳郁火，难以分辨，姑且两者兼顾，合小柴胡汤，因至少服药一周，故加石膏防止温燥生热，病及阳明。

二诊手蜕皮缓解，他症亦减，用方基本准确，大便仍多，太阴虚寒，干姜增量，再增狗脊强壮，狗脊补肾，加狗脊考虑补下焦而固本，防过用麻桂辛散伤正。亦可用附子，但附子、半夏为一对反药，患者一家为知识分子，防其百度多疑。

三诊大便次数有减，但呼吸时耳内声音大，晕厥、头晕等，仍为水饮作祟，脉沉细弦，病位偏里，走路易偏，转头头晕，既似"起则头眩，脉沉紧……发汗则动经，身为振振摇"之苓桂术甘汤证，又似"头眩，身瞤动，振振欲擗地"之真武汤证，辨别不清，二者合方。

本案治疗一直抓住水饮这一主线，方证不断变换，多年之顽疾得除，足见依照仲景法，六经八纲治疗，很多复杂疾病可删繁就简，层层推进。

郭某，男，74岁。

初诊：2011年4月11日。

主诉：四肢起皮疹一年余。

于航天医院专家门诊诊为湿疹，外用激素类药物，内服药物不详，效果不显，瘙痒难耐，其友介绍一外洗中药方，具体不详，用之可止痒，但皮疹不消，且屡有新发，痛苦不已。汗出不多，大便干结。查四肢皮肤苔藓样，色暗红。舌暗红，苔薄腻，脉弦滑。

皮肤起疹，瘙痒，病位在表，太阳病。

大便干结，皮疹暗红，阳明病。

舌暗，皮疹色暗，内有瘀血。

太阳阳明合病，汗出不多，大便干结，瘀热在里，邪无出路。

玄府不通，太阳病，当发汗给邪出路，桂枝麻黄各半汤，按胡希恕老师经验，麻黄换为荆芥、防风增强止痒祛风之力。

阳明病，大便干结，且有瘀血，桃核承气汤治疗阳明蓄血最为适宜。

舌苔腻，且舌暗，血分湿热，赤小豆当归散利湿活血解毒，亦为确当。

遂予桂麻各半汤合桃核承气汤、赤小豆当归散。

处方

桂枝 10g	白芍 10g	荆芥 10g	防风 10g
生姜 15g	大枣 10g	炙甘草 6g	杏仁 10g
赤小豆 15g	当归 10g	桃仁 10g	生大黄 10g
玄明粉 3g（冲）			

8 剂，水煎服，日 1 剂。

二诊： 2011 年 4 月 19 日。

诉服药后大便畅，未发新疹，周身轻松，仍有瘙痒，舌脉如前。

大便已畅，未发新疹，周身轻松，考虑方证准确。

大便已通，去玄明粉，仍有瘙痒，加蛇蜕以搜风止痒。

前方去玄明粉，加蛇蜕 6g。

7 剂，水煎服，日 1 剂。

三诊： 2011 年 4 月 25 日。

一周后复诊，新疹未发，旧疹已平，瘙痒止，大便通，舌脉如前。

原方再进 7 剂巩固疗效。

一年后带友人看病，诉皮疹一直未发。

【按语】

本患为同学父亲，西医诊断湿疹，治疗乏效，且择中药一试。既往看皮科疾病少，但依照六经辨证，表里合病十分明确。瘀热在里，不能外达，病机也相当清楚。

本患依照胡希恕老师六经八纲理论，皮疹瘙痒属表证，进一步分析属于表阳证，这一点非常重要。辨识出表证，"其在皮者，汗而发之"，汗法就自然要用了。

其次就是选方，桂枝麻黄各半汤，因其原文中有"以其不能得小汗出，身必痒"的描述，因此历来都容易被后世医家用治皮肤病，而易麻黄为荆芥、防风是胡希恕老师经验，笔者过去应用，确有良好效果。

此外就是阳明腑实的选方，因病程已久，舌暗疹暗，大便干结，所以桃核承气汤既能通腑，又可化瘀，桂枝又能走表，且原文治疗"其人如狂"，本患瘙痒难耐，搔抓心烦，有人诉为抓狂，与其类似，故桃核承气汤也是不二之选。配合赤小豆当归散，果然取得不意之效。

第五章

妇科病

第一节
口唇起皮抓独症，明辨六经止头痛
——痛经头痛五年案

付某，女，29 岁。

初诊：2017 年 6 月 7 日。

主诉：头痛、痛经 5 年余。

患者为余老患者女儿，由其母介绍来诊。身材中等，月经痛经多年，白带多，疲乏，晨起无精神，头疼，喷嚏流涕，开衣柜或闻异味打喷嚏，腰疼，口唇干燥，涂抹口红时起皮，大便正常，易溏，小便正常，舌暗苔薄，脉沉细涩。

2016 年 12 月 9 日孕 33 周，因胎儿胼胝体缺失引产，2017 年 2 月 11 日行双足拇外翻截骨术，曾患甲状腺功能低减。

头痛、喷嚏流涕，当属表证。

白带多、大便易溏、喷嚏，内有水饮，太阴里虚寒。

脉沉当责有水，脉细涩属血虚。

舌暗，考虑瘀血。

口唇干燥起皮，可以为瘀血所致，也可因血虚燥热所致。

综合看，以太阴虚寒，血虚水盛为主，兼太阳表证。

血虚水盛，常用当归芍药散，太阳表证可选桂枝汤。

所以本案选择桂枝汤合当归芍药散可以，但不精准。

初诊时患者陈述症状时看她时不时舔嘴唇，且口唇干燥起皮，从唇口干燥马上联想到温经汤条文，"妇人年五十所，病下利，数十日不止，暮即发热，少腹里急，腹满，手掌烦热，唇口干燥，何也？师曰：此病属带下。

何以故？曾经半产，瘀血在少腹不去。何以知之？其证唇口干燥，故知之。当以温经汤主之"，该患者的确有半产史，有明显唇口干燥症，但是否就是温经汤证，还需与六经辨证仔细核对。

温经汤适用于血虚水盛之太阴病，且方中桂枝、芍药、生姜兼具解表之能，当归、川芎、桂枝能温经活血，且麦冬可养阴润燥清热，可看作太阴阳明合病之方，与本患最为贴切。

处方

桂枝 10g	白芍 10g	生姜 15g	牡丹皮 10g
麦冬 15g	清半夏 10g	当归 10g	川芎 10g
吴茱萸 6g	炙甘草 6g	阿胶 10g	党参 10g

7 剂，免煎颗粒，日 1 剂。

二诊：2017 年 6 月 14 日。

6 月 12 日行经，量多，微痛，昨日腹泻，腹痛，舌暗红，苔薄，脉沉细。

经行腹痛腹泻，舌亦暗红，考虑经期血虚愈加明显，少阳郁热，致腹痛且泻，合黄芩汤既能和解少阳，又加大枣和中缓急。

若从痛泻二症考虑会用痛泻要方，但该方药偏温燥，于本患不宜。

前方加黄芩 10g，大枣 10g。

7 剂，免煎颗粒，日 1 剂。

三诊：2017 年 6 月 21 日。

上周行经，稍痛经，昨日稍头痛，困倦，遇尘土喷嚏，大便溏，汗出，舌暗红，苔薄，脉沉细。

痛经、头痛均有但较轻，说明方证基本对应。

脉沉，头痛、喷嚏，困倦，结合之前温经汤中桂枝、生姜均从太阳治疗，疗效不太理想，考虑少阴表证，故合麻黄附子细辛汤。

6 月 7 日方加炙麻黄 6g，炮附片 6g（先煎），细辛 3g。

7 剂，免煎颗粒，日 1 剂。

四诊：2017 年 6 月 28 日。

时头痛，3 天前伴呕吐，昨日稍气短，大便成形，晨起喷嚏 1 次，睡眠安，口渴喜热饮，白带多，舌淡红，苔薄，脉沉细。

头痛呕吐，仍考虑寒饮，温经汤中已有吴茱萸汤。

喷嚏减少，头痛白带明显，寒湿仍重，改麻黄为白芷燥湿止痛。

6 月 21 日方去炙麻黄，加白芷 10g。

7 剂，免煎颗粒，日 1 剂。

五诊：2017 年 7 月 5 日。

本周头痛 2 次，轻微，无呕吐，偶喷嚏，白带减少，大便正常。舌红，苔薄黄，脉沉细。

白带减少，舌红，考虑湿减，恐内热增重，麦冬增量。

前方麦冬改 30g。

14 剂，免煎颗粒，日 1 剂。

六诊：2017 年 7 月 19 日。

头痛发作 1 次，症较重，无呕恶，12 日行经，无痛经，腰疼，大小便正常。舌暗苔薄，脉沉细。

痛经已经缓解，腰疼，加杜仲强腰膝。

6 月 21 日方麦冬改 30g，加杜仲 15g。

14 剂，免煎颗粒，日 1 剂。

七诊：2017 年 8 月 2 日。

两周头痛未作，病情稳定，二便正常，眠安，舌淡红，苔薄，脉沉细。

头痛未作，效不更方。

7 月 19 日方 14 剂，免煎颗粒，日 1 剂。

八诊：2017 年 9 月 13 日。

12 日前头痛 1 次，程度轻，月经基本正常，大便正常，舌红，苔薄黄，脉沉细。

头痛频次减少，程度很轻，杜仲日久恐嫌燥，改为菟丝子补肾填精。

前方去杜仲，加菟丝子30g。

14剂，免煎颗粒，日1剂。

九诊： 2017年9月27日。

口已两个月唇不脱皮，头痛两周未作，睡眠安，舌暗红，苔薄黄，脉沉细。

口唇起皮缓解，头痛痛经基本痊愈，说明方证对应。

6月21方麦冬改为30g。

14剂，免煎颗粒，日1剂，巩固。

【按语】

本患辨证从唇口干燥一症联想条文，再以六经辨证核对，这是常用的经方辨证方法，治疗过程有疗效，但有反复，后经再辨，有少阴病合病，而非太阳表证，说明最初方证辨证不够精准，合入麻黄附子细辛汤后病情逐渐稳定。

第二节
半产两月经不通，两剂经行孕月成
——流产后月经不调案

齐某，女，28岁。

初诊： 2021年8月18日。

主诉： 月经不行两个月。

患者为一茶友之同事，平素月经量偏少，今年2月曾经流产，之后两个月月经正常，且月经量还偏多，末次月水6月26日，此之后月经不行，因年龄偏大，家长一直催促怀孕，多次查早孕显示为阴性。面黄起痤，大便易软，手足易冷，余无明显不适，饮食睡眠正常，舌略暗，苔薄腻，脉沉细。

考虑半产之后，大便易软舌苔偏腻，脉沉细，仍偏虚寒，属太阴病。

面起痤，上有热，辨证太阴阳明合病。

脉细经闭，血虚。

苔腻便软，水盛。

太阴阳明合病，寒热错杂，血虚水盛，且月经不行，《金匮要略·妇人杂病脉证并治》问曰："妇人年五十所，病下利数十日不止，暮即发热，少腹里急，腹满，手掌烦热，唇口干燥，何也？师曰：此病属带下。何以故？曾经半产，瘀血在少腹不去。何以知之？其证唇口干燥，故知之。当以温经汤主之。亦主妇人少腹寒，久不受胎；兼取崩中去血，或月水来过多，及至期不来"。

本患半产后，大便易溏，又是月经至期不来，温经汤最恰。

故处以温经汤加味。

面部起痤，故加蒲公英清热解毒。

手足易冷，脉沉细，合四逆散理气通阳，加茯苓加强利水之力。

处方

吴茱萸 10g	桂枝 10g	川芎 10g	当归 10g
赤芍 10g	牡丹皮 10g	生姜 10g	清半夏 10g
人参 10g	炙甘草 6g	阿胶 10g	麦冬 15g
柴胡 10g	炒枳壳 10g	蒲公英 15g	茯苓 10g

7 剂，免煎颗粒，日 1 剂。

服药两天即行经，茶友微信问是否还要再服药，嘱面诊后定。

二诊： 2021 年 8 月 25 日。

月经基本正常，他无不适，舌脉如前。

效不更方。

前方再进 14 剂，免煎颗粒，日 1 剂。

三诊： 2021 年 9 月 20 日。

患者一直抄方服药，患者 8 月行经后月经至今未行，面时起痤，昨日食海鲜后新发痤疮，大便日 2 行，成形，舌暗苔薄腻，脉细滑。

当时诊察其脉象，考虑不是即将行经，就是已然怀孕，与患者说明，患者说刚试过早孕试纸阴性，为防止若是怀孕对胎儿损伤，以仲景当归散加减。

处方

当归 10g	川芎 10g	炒白术 10g	川椒 3g
黄芩 10g			

且嘱先勿服药，再过两三日，复查除外怀孕。

10 月 27 日告知果然过两日复查早孕试纸阳性，再去医院抽血化验证实已怀孕，药物未服，现已于定点医院产科建档，检查一切正常，后当面致谢。

【按语】

月经后期常与气血不足、寒凝、气滞有关，本患半产之后，大便易溏，结合脉象沉细，舌暗，考虑虚寒，且有血虚水盛；面部起痤，上有热，温经汤证；患者频被家庭催促怀孕，情绪紧张，气滞也有，故合四逆散。

患者因于茶店开方，拿药错后两天，服药两剂月水即行，温经汤治疗月经病效如桴鼓。9月20日脉象已不沉细，细滑明显，颇疑其怀孕，询问之，诉已测早孕试纸阴性。后遵医嘱，3日后复测阳性，举家欣然，颇以中医脉象为神，专程致谢。脉象体察有时可早于化验检查，因当今患者对怀孕用药非常谨慎，因此医者临证时应格外小心。

第三节
阳虚不摄阴必走，寒热同调治崩漏
——崩漏案两则

病案1

某患者，女，46岁，山东人。

初诊：2017年11月18日。

一学员微信索方。月经一月余不止，量大色黑，少腹发凉，全身乏力，面色萎黄，纳眠可，大便干燥，苔白，舌有齿痕，频服止血药无效。发病前一年曾刮宫一次。

少腹发凉，全身乏力，舌有齿痕苔白，下焦虚寒。

月经量大，气不摄血，阳虚阴必走。

月经色黑，内有瘀血。

大便干燥，阴血不足，虚热内生。

病属寒热错杂，阴阳两虚，病属厥阴，黄土汤证。

处方

灶心黄土30g（煎汤代水）　　黄芩9g　　　　炮附子9g（先煎）

炙甘草9g　　生地黄9g　　阿胶9g（烊化）　　生白术30g

3剂，水煎服，日1剂，嘱若无灶心土，以赤石脂代替。

二诊：2017年12月2日。

微信告知服药10剂而病瘥。前3剂因无灶心土，而以赤石脂代。后于村中觅得灶心黄土，服药而安。

病案 2

某女，47 岁。

初诊：2021 年 10 月 7 日。

月经淋沥 20 余日，初曾因经期惊吓而致月经先期，服左归丸加减 3 剂，经量减少 20%，现经量与正常月经量仿佛，偶有瘀块，夜间 1 点量多，足冷，颜色红，质稀，面白，晨起口苦。纳食、二便正常。舌淡苔薄腻。有甲状腺、扁桃体手术史，剖宫产史。

口苦，上有热。

足冷，下有寒。

月经稀薄，瘀块，面白舌淡，虚寒之象。

寒热错杂，夜间 1 点症状重，此为厥阴病欲解时，故本患属厥阴病。

血虚阳虚，兼有上热，黄土汤证。

处方

灶心黄土 60g（煎汤代水）	黄芩 10g	炮附子 10g（先煎）
炙甘草 6g	生地黄 10g	阿胶 10g（烊化）
炒白术 10g	陈棕炭 10g	

5 剂，水煎服，日 1 剂。

二诊：2021 年 10 月 9 日。

服药第一剂未买到灶心土，第二剂加上后经量减少 60%，仍足冷，心安。

第二剂经量减少过半，方证对应。

仍足冷，阳气不足，加炮姜炭温阳止血。

上方加炮姜炭 5g。

3 剂，水煎服，日 1 剂。

三诊：2021 年 10 月 11 日。

5 剂服完，经量减少 85%，活动量大点或徒步上 4 楼心慌，后脑空疼。

经量大减，去炮姜炭。

活动后心慌，后脑空疼，属气血不足，加人参补气生津。

前方去炮姜炭，加生晒参 10g。

5 剂，水煎服，日 1 剂。

四诊：2021 年 10 月 14 日。

经尽，昨日颈肩紧，左耳根疼，前方仍有三剂。

嘱继服前方。

五诊：2021 年 12 月 7 日。

10 月服药后症愈，上月行经正常，本月经尽后有淡粉色分泌物。舌淡苔薄白。

仍考虑气虚，嘱人参归脾丸善后。

【按语】

黄土汤出自《金匮要略》，原文"下血，先便后血，此远血也，黄土汤主之"。药凡七味，寒热并用，亦为上热下寒之方。中土虚弱，气失旋转，土壅木郁，下焦水寒，木郁则风动，血不得藏而上则吐衄，下则痔漏。江河者，必循于地。故以灶心黄土、白术、甘草奠中焦，炮附子温下焦，且术附善祛寒湿，阿胶、生地黄养血息风而功兼止血，黄芩解木郁之热。诸药合用，庶可旋转气机，交通水火，筑堤固流，而达正复血止之功。

两例患者分别有刮宫术和剖宫产史，下元受损，故一则少腹凉，一则足冷。面色萎黄或白，经色黑或稀，舌淡皆虚寒之象，便干、口苦，标热之征。血藏于肝，统摄于脾，故投黄土汤暖脾摄血，培土御风，堤坝固而水归源，风气息而波浪静，则血有所藏，外无横溢矣。

第四节
中西杂治仍闭经，六经辨证一诊通
——巧克力囊肿术后闭经案

某女，30 岁。

初诊：2014 年 5 月 8 日。

主诉：闭经 1 年半。

患者末次月经 2013 年 11 月 15 日，带经期 6 天，量少，卫生巾 4 片每天。无痛经。2013 年 10 月 17 日开腹行巧克力囊肿剥离术。巧克力囊肿术后求子，于 2013 年 12 月 12 日于我院妇科就诊，2013 年 11 月 15 日皮下注射达菲林，服中药汤剂至 2015 年 4 月，一直无月经，且形体日渐肥胖。

因是同事，故来求诊一试。5 月 8 日就诊于余，检视既往处方，皆枸杞、女贞、首乌、沙参、丹参等补肾填精、补气养血之类，问其症，汗出烦躁，失眠多梦，大便稀溏，胃脘怕凉，口干而苦，身发寒热，舌胖暗红，苔薄黄，脉细弦有力。

患者汗出烦躁、失眠多梦、口干而苦，上有热。

大便稀溏，既往胃脘怕凉，下有寒。

形体肥胖，痰湿之体。

月经闭经，津血不足。

舌暗脉细，血虚血瘀之象。

苔薄黄，脉弦有力，考虑有热。

综合以上，辨证当属上热下寒，血虚水盛。

上热下寒当选何方？中焦病症不多，没有典型痞满、吐利表现，故泻心汤类方不宜。

寒以中焦为主，热主要为肝胆之热，失眠、口苦等，若从六经辨证，身发寒热，口苦，烦躁，失眠，考虑少阳病；胃脘怕凉，大便稀溏，考虑太阴病，合为少阳与太阴合病，柴胡桂枝干姜汤正为合适。

血虚水盛，则当归芍药散更为切合。

遂疏柴胡桂枝干姜汤合当归芍药散，因口干脉弦有力，阳明里热较重，加生石膏清解阳明。

因有失眠，加生龙骨安神补虚。

处方

柴胡 12g	黄芩 10g	天花粉 12g	桂枝 10g
干姜 6g	生龙骨 30g	生牡蛎 30g	炙甘草 6g
当归 10g	泽泻 15g	炒白术 10g	茯苓 12g
白芍 10g	生石膏 30g		

14 剂，免煎颗粒，日 1 剂。

二诊： 2015 年 6 月 4 日。

诉 5 月 30 日行经，量少，痛经，眠差，大便日 2 次，不成形。舌胖淡红，苔薄，脉寸关滑。

月经已行，证明方证准确。症状基本同前，效不更方。

前方继服 14 剂，免煎颗粒，日 1 剂。

三诊： 2015 年 8 月 14 日。

自行抄方服药。6 月、7 月两次行经，周期准，约 28 天，血块多，月经量多，大便不成形，日 4 次，白带多，腹痛，腰酸，口干苦，足跟痛，舌胖淡苔薄，脉寸关弦滑、尺沉。

两次行经，血量较多，证明方证准确。

仍口干苦，上有热。

腹痛便溏，下有寒。

血块多，有瘀血。

白带多，寒湿重。

仍为少阳太阴合病，血虚水盛之证。

脉寸关弦滑、尺脉沉，也是上热下寒、上盛下虚之象。

仍守前方，因腰酸、足跟痛，加熟地黄、鹿角胶加强填精补血之力，若从脏腑辨证而言，腰酸、足跟痛提示肾虚，则熟地黄、鹿角胶阴阳双补，且温润柔和。白芍加量，加强养血活血之力。

前方改白芍20g，加熟地黄45g，鹿角胶10g。

14剂，免煎颗粒，日1剂。

后经随访，月经基本正常，且体重已明显减轻。次年试管婴儿得一女，全家高兴。

【按语】

中医治病从辨证入手，本患者若从西医疾病入手，我必茫然不知所措。然从六经辨证入手，上热下寒、血虚水盛跃然纸上，予柴胡桂枝干姜汤合当归芍药散很快行经，足证辨证准确。

刘渡舟教授提到口苦与便溏为柴胡桂枝干姜汤证的主症，此患者印证了刘老的说法。胡希恕老师提出血虚水盛之理念，本患便溏、肥胖，水湿之象，闭经、脉细，血虚明证，故合当归芍药散。

当然亦不应抹杀之前补肾填精等治疗，也许前面治疗已经打下了很好的基础。无论如何，从治疗取效的速度及效果看，说明方证相合，效果明显。这也给我们用六经辨证治疗非本专业疾病增强了信心。

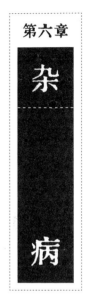

第六章

杂病

第一节
发热两月关节痛，明辨表里治坏病
——发热双膝关节炎肿痛案

程某，女，70岁。

初诊： 2021年4月1日。

主诉： 间断发热两月余。

患者于2021年1月无明显诱因出现发热，多为午后发热，最高体温可达38.4℃，伴双侧膝关节疼痛，扪之热，无红肿，伴周身酸痛不适，无寒战，无腹痛腹泻，无恶心呕吐，无尿频尿急，无皮疹。

2021年1月于大名县人民医院住院治疗，腹部超声示多发性肝囊肿，胆囊炎，予抗感染等对症处理，效果不佳。2021年2月6日患者以"发热原因待查"收入河北工程大学附属医院呼吸科病区，考虑感染性发热可能性大，不除外结核及血液系统疾病，予抗感染、补钾治疗效果不佳，后于当地诊所继予输液治疗，反复确认后患者诉具体用药不详，效果不佳，仍有间断发热。

刻下症： 间断发热，多为午后发热，目前体温波动在36.7℃～38.3℃，伴双侧膝关节疼痛，扪之灼热，无红肿，伴周身酸痛不适，无寒战，站起时自觉从胁肋至双腿外侧窜痛，无腹痛腹泻，无恶心呕吐，无尿频尿急，无皮疹，无明显咳嗽咳痰，无心慌心悸、无胸闷胸痛、无反酸烧心，口干，咽干，无口苦，纳谷不香，眠可，大便两日1行，初头硬。舌淡胖少苔，脉细弦。

发热、周身不适、窜痛，太阳表证。

胁肋及双腿外侧窜痛，似少阳病，但无口苦，暂且从太阳表证。

发热、口干、便干，阳明里热证。

少苔脉细，津液已伤。

处方白虎加桂枝汤加人参补津液。

处方

生石膏 60g	知母 10g	怀山药 15g	炙甘草 6g
生晒参 10g	桂枝 10g		

水煎服，日1剂，日两次，口服。

二诊： 2021年4月8日。

4月2日发热好转，体温下降，波动在 36.5℃～37.1℃，之后体温一直在正常范围内，最高 36.7℃，无明显发热恶寒，口干、咽干好转，大便干好转，大便成形。膝关节疼痛好转，扪之灼热好转。仍然纳谷不香，眠可。站起时自觉从胁肋至双腿外侧窜痛，限制行走。4月7日复查血 CRP、白介素 -6、血沉均较前下降。舌淡暗，少苔，有裂纹，脉沉细滑。

热退痛减，胁肋至双腿外侧窜痛，考虑少阳病。

少苔有裂纹，脉细，津血不足。

舌暗，瘀血之象。

少阳郁热兼津血不足、瘀血阻滞。

处方小柴胡汤合四逆散、四味健步汤，加秦艽、防己清虚热止疼痛。

处方

柴胡 12g	黄芩 10g	天花粉 12g	生姜 10g
大枣 10g	北沙参 10g	炙甘草 6g	炒枳壳 10g
白芍 10g	丹参 10g	石斛 15g	秦艽 12g
防己 10g	怀牛膝 15g		

水煎服，日1剂，日服2次。

【按语】

本患是住院患者，发热两月余，但从就诊时表现看，仍有关节疼痛之外证，而里热之口干、鼻干、便干，膝关节局部触诊扪之烫手，阳明里热无疑。发热日久，且常服退热药物发汗，津液已伤，故当时予白虎加桂枝汤与白虎加人参汤合方，药进而热退。后来患者出院后曾于门诊继续治疗，发热一直未作，而疼痛没有尽解，但比住院前明显减轻。

本患六经辨证非常简明，辨证时结合膝关节触诊，感觉皮肤灼热，一周后查房时再次触诊，皮肤温度已与周边皮温无异。因此触诊对本患的辨证也有重要参考价值。

第二节
非呕非喘胸气顶，谬辨方证治无功
——顽固性胸骨后气顶案

张某，男，81岁。

初诊： 2022年3月2日。

因"气短胸闷3年余，伴胸骨后气顶4个月"于2021年6月在我门诊就诊，西医院肺功能检查诊断为慢阻肺，吸入思力华、信必可效果不佳，经用补中益气汤症状略有减轻。

2021年11月曾发胸骨后气顶症状，但不重。2月23日北京友谊医院胸部CT：左下肺斑片影，炎症可能。肺功能结果：FEV_1/FVC 70.43%，FEV_1 65.1%，DLcoSB 74.7%，FeNO 32ppb。

形体肥胖，疾行气短，有时心悸，小便有泡沫，大便正常，2日1行，口干，无泛酸，偶发夜间胸骨后气道气顶感，位置大约胸骨中段，不是从下气逆。舌胖淡暗苔滑，脉细弦。

形体肥胖，心悸，尿有泡沫，苔滑，内有痰饮，病在太阴。

舌胖淡，气短，阳虚之象。

舌暗气短，瘀血之征。

本患疾行气短，虚实夹杂，虚责阳虚，脾肾两虚，实在水饮瘀血。

阳和汤鹿角胶、姜炭、桂枝、麻黄、白芥子助阳化饮，桂枝、姜炭、地黄补益脾肾，地黄、桂枝功兼活血。于本患相宜。

胸骨后气顶，从一元化解释，与心悸、尿有泡沫一样，属水饮证。

但不是从心下气逆，不是苓桂术甘汤证。

不是从脐下气逆，不是奔豚证。

因有心悸，且位置在胸骨后，先治以茯苓杏仁甘草汤。

处方

炙麻黄 6g	熟地黄 15g	桂枝 10g	炮姜 6g
生地黄 15g	鹿角霜 10g	白芥子 6g	炙甘草 6g
茯苓 12g	杏仁 10g		

14 剂，水煎服，日 1 剂。

二诊：2022 年 3 月 16 日。

有时气短，未发心悸，胸骨后顶发作 2 次，二便正常，口和，舌胖暗苔薄，脉细滑。

胸骨后顶仍有发作，心悸未发，水饮似有减轻，拟增活血之力。

前方去茯苓、杏仁，加丹参 10g。

14 剂，水煎服，日 1 剂。

三诊：2022 年 3 月 30 日。

有时憋气，胸骨后顶，上周于友谊医院心内科就诊，行心脏冠脉平扫增强重建，考虑憋气、胸骨后顶与心脏关系不大，眠欠安，口和，大便不畅，小便可，无泛酸。舌胖暗苔白腻，脉沉细滑。

病无变化，苔白腻，脉沉细，舌胖暗，饮瘀交阻无疑，改以薏苡附子散合桂枝茯苓丸。

处方

生薏苡仁 18g	炮附子 6g（先煎）	桂枝 10g	茯苓 10g
牡丹皮 10g	赤芍 10g	桃仁 10g	

14 剂，代煎，日 1 剂。

四诊：2022 年 4 月 13 日。

憋气改善，疾行仍短气，时有胸骨后顶，夜尿醒后难入眠，口和，口水多，舌胖暗苔薄，脉弦滑。

憋气改善，辨证方向基本正确，口水多，仍属饮象，胸骨后顶，不能除外胃酸上泛，姑加煅瓦楞制酸。

3 月 30 日方加煅瓦楞 30g。

14 剂，代煎，日 1 剂。

五诊：2022 年 4 月 27 日。

病情平稳，劳累气短，口水多，大便正常，小便可，舌淡暗，苔薄白腻，脉弦滑。

病情平稳，辨证如前，增炙甘草与桂枝成桂枝甘草汤，增强温通胸阳之力。

前方加炙甘草 6g。

14 剂，代煎，日 1 剂。

六诊：2022 年 5 月 18 日。

病情平稳，口水多，时有胸骨后顶，友谊医院消化科予达喜未效，饮热水可缓解。大便正常，舌脉如前。

胸骨后顶仍时有发作，友谊医院消化科亦从食道反流考虑，但服达喜无效。

饮热水可缓解，似属寒饮。

但位在胸骨后，之前曾用茯苓杏仁甘草汤治饮效不佳，薏苡附子散治湿效亦不著，恐寒热错杂，饮热结滞，与栀子干姜汤，干姜化饮，栀子清热，辛开苦降一试。

加附子增温通之力。

处方

炒栀子 15g　　　　干姜 6g　　　　炮附子 6g（先煎）

14 剂，水煎服，日 1 剂。

七诊：2022 年 6 月 1 日。

仍胸骨后顶，无规律，大便正常，口和，眠可，口水多。舌暗苔薄，脉细弦。

病仍无起色，饮热可缓解，亦可因瘀血所致，饮热血得温则行，转治瘀血为主。

因病位在胸骨后，王清任血府逐瘀汤为佳，且《医林改错》记载血府逐瘀汤治疗胸痛、胸不任物、胸任重物、呃逆、干呕、心跳心忙等，与胸骨后顶有相似之处，且该方善治怪病，姑且一试。

为明确该症状是否主要由瘀血引起，先单用血府逐瘀汤，不效再合治疗水饮之方。

处方

柴胡 10g	枳壳 10g	赤芍 10g	炙甘草 6g
桃仁 10g	红花 6g	当归 10g	川芎 10g
桔梗 10g	牛膝 15g	生地黄 15g	

14 剂，水煎服，日 1 剂。

八诊：2022 年 6 月 15 日。

呼吸畅，仍胸骨后气顶，口水、二便正常，舌胖暗苔薄，脉弦细。

呼吸畅，气血得通，有一定效果。

但仍胸骨后顶，此症无变化，仍有口水，仍是饮瘀交阻。

水饮致胸中气短，经方茯苓杏仁甘草汤、橘枳姜汤均可，茯苓杏仁甘草汤前已应用，效果不彰，改以橘枳姜汤。

加威灵仙，因威灵仙善治鱼骨梗塞咽喉，则该药当对食道平滑肌有舒缓之效。

前方加陈皮、生姜、威灵仙。

处方

柴胡 10g	枳壳 10g	赤芍 10g	炙甘草 6g
桃仁 10g	红花 6g	当归 10g	川芎 10g
桔梗 10g	牛膝 15g	生地黄 15g	陈皮 30g
生姜 10g	威灵仙 15g		

14 剂，水煎服，日 1 剂。

九诊： 2022 年 6 月 29 日。

本次药效明显，胸骨后气顶发作次数减少，程度减轻，近 3 日未发作，口水减，大便可，舌淡暗，有裂纹，苔滑，脉沉细弦。

服药两周，胸骨后顶程度及频次均有减轻，且效果稳定，口水也减，考虑方证准确，效不更方。

前方 14 剂，水煎服，日 1 剂。

十诊： 2022 年 7 月 13 日。

两周来胸顶未作，疾行稍气短，口水减，大便正常，既往胸骨后顶半年，曾用斜坡床无效，每日均作，喝水有效，后需喝热水有效，舌胖暗苔薄，脉沉细弦。

患者每次就诊均面无笑容，少言寡语，此次欣然诉胸骨后顶一直未发作，且高兴之余将既往病史回顾，症状明显半年余，西医院检查非心脏所致，消化道亦无明显问题，按食道反流用药且睡斜坡床均无效，每次胸骨后顶发作时，患者有不适恐惧感，不敢翻身，渐至每日都有发作。不想经中药治疗近来一直症状未作。

症状消除已大约 3 周，威灵仙作用如何，先去掉此药以观察疗效。

6 月 29 日方去威灵仙。

14 剂，水煎服，日 1 剂。

十一诊： 2022 年 7 月 27 日。

近一周疾行气短，胸背后顶一直未作，既往每天均作，以至于不敢翻身，大便不畅，不干，口水减少，小便有泡，舌胖暗苔滑，脉弦滑。

去掉威灵仙，病无反复，胸骨后顶未发作，证明取效与威灵仙可能关系并不密切。

疾行气短，小便有泡，仍考虑水饮，前方增茯苓杏仁甘草汤加强化饮之力。

7 月 13 日方加茯苓 12g，杏仁 10g。

14 剂，免煎颗粒，日 1 剂。

十二诊：2022年8月10日。

病情平稳，胸骨后顶一直未发作，疾行气短，大便软，口水偶有，舌暗苔滑，脉沉弦。

病情稳定，胸骨后顶一直未作，足证治疗方向正确，前方续服。

7月27日方14剂，免煎颗粒，日1剂。

【按语】

本患形体肥胖，性情平和，每次来诊由女儿陪同。症状不多，以疾行气短为主诉，治疗不易，从虚喘入手，经以六味地黄丸、补中益气汤等治疗，似有小效，但不显著，后患者胸骨后气顶日益显著，此症状很怪，不是气短，不是气逆，不是疼痛，不是呕恶，西医检查非食道憩室，非心脏疾患，非食道反流，高枕卧位、抑制胃酸均无效。

中医辨证属饮瘀交阻，迭经阳和汤合茯苓杏仁甘草汤、薏苡附子散合桂枝茯苓丸、栀子干姜汤、血府逐瘀汤治疗无效，后终以血府逐瘀汤合橘枳姜汤加威灵仙取效，且症状消失，疗效巩固，后去威灵仙患者疗效保持，说明威灵仙非主要作用。

本患经单纯治疗瘀血，用血府逐瘀汤无效，单纯治疗水饮是否会有效？因没有尝试不得而知。本患之症状，《金匮要略》中生姜半夏汤治疗"病人胸中似喘不喘，似呕不呕，似哕不哕，彻心中愦愦然无奈者，生姜半夏汤主之"，似与本患有类似之处，但因没有尝试，不敢断言，且遍查医籍，生姜半夏汤验案很少，无从参考。

另，饮瘀交阻，辨证最初已定，但治疗乏效，后以血府逐瘀汤合橘枳姜汤药取大效，足证方证辨证之重要。怪病多奇，词以记之。

一剪梅 胸顶案

胸顶半年症日增，高枕乏效，制酸不应。非呕非喘非气冲，心悸尿浊，舌暗便通。

饮瘀交阻证当定，化饮逐瘀，病不稍轻。更方一料症无踪，谬辨方证，治疗无功。

活用经方治畏寒，症状改善一日间

——畏寒身冷 4 年案

李某，男，53 岁。

初诊：2021 年 6 月 29 日。

主诉：畏寒身冷 4 年。

朋友推荐来诊。形体壮实，面色偏黄，诉遇空调容易感冒，大便多溏，口渴口苦。小便正常，眠安。舌胖淡暗，苔白滑，脉沉细弦。

"无热恶寒者，发于阴也"，患者畏寒身冷，且大便多溏，当属阴证。

口渴口苦，有热之象。苔白滑，脉沉细弦，寒饮之象。寒热错杂，且偏阴证，六经辨证属半表半里之阴证，即厥阴病。

寒热错杂，上热下寒，半夏泻心汤类方均为可选，但半夏泻心汤、生姜泻心汤、甘草泻心汤等均以呕、利、痞为典型症状，与本患不甚切合。

而黄连汤治疗上热下寒，为半夏泻心汤中黄芩易为桂枝，增强温中之力，且桂枝兼能解外，与本患当为最恰。

处方

黄连 6g	桂枝 10g	干姜 10g	清半夏 10g
党参 10g	炙甘草 6g	大枣 10g	

7 剂，水煎服，日 1 剂。

二诊：2021 年 8 月 10 日。

诉服药后效果神奇，当天服药后感觉周身燥热，汗出，周身轻松舒适，身冷明显改善，自行抄方服药一周。既往夏季在办公室要穿长袖，服药前因办公室有空调，患者需着长袖衣服，服药后现可以穿短袖。

刻下：身冷未尽除，有口气，食欲佳，口和，大便已正常，眠安。舌胖淡，苔薄，脉左脉沉细弦，右沉细。

服药效佳，印证方证对应。

有口气，内有湿浊，加佩兰化浊。

前方加佩兰 6g。

14 剂，水煎服，日 1 剂。

三诊：2021 年 9 月 7 日。

病情平稳，大便偶溏，服药后出汗较前减少，身冷减少 6 分，仍有口气，舌胖淡暗，苔滑，脉左沉细弦，右沉细。

病情稳定，六经辨证同前，改党参为人参，增量大枣加强建中之力，黄连增量以防上热增重。

6 月 29 日方黄连改为 9g，大枣改为 20g，去党参，加人参 10g。

21 剂，水煎服，日 1 剂。

【按语】

黄连汤原文："伤寒，胸中有热，胃中有邪气，腹中痛，欲呕吐者，黄连汤主之。"本方是泻心汤类方中的一个，和半夏泻心汤比，少了黄芩，多了桂枝，一味桂枝可以温中，可以降逆，所以治疗腹中痛，欲呕吐，而黄连清胸中之热。其实一味桂枝功兼多能，除了温中、降逆之外，桂枝还可解表，因此对外寒敏感者，此方可用，本方可以一定意义上兼治表寒。

曾治疗一年轻女子，夏季来诊，诉进空调房即觉胃脘不适，以手掌捂住则舒，睡觉时需以厚被单纯盖住腹部。处以黄连汤一周，症状大为改善。本案患者无黄连汤原文描述的那样有腹痛、呕吐之明显下寒且气机冲逆表现，但其上热下寒的病机本质一样，且恶寒为周身恶寒，非独胃脘部，不料黄连汤原方服药一剂即症状改善，一周后症状大减。姜桂扶阳之功，不可小觑。一首"望江南"记录此案。

望江南　黄连汤案

畏寒也，

总是衰在阳。

怯冷恶风常外感，

口渴衣厚多便溏，

妙哉黄连汤。

第四节
两次疼痛两呼神，覆杯全凭辨证准
——支气管哮喘患者左肩、右下肢疼痛案

商某，女，64 岁。

初诊： 2019 年 8 月 14 日。

主诉： 左肩疼痛 3 天。

3 天前受凉出现左肩疼痛，活动受限，臂不能举，于附近骨科医院就诊，行理疗、激光及止痛药物治疗效果不佳，足背痛，形体肥胖，大便正常，尿急尿黄，口和，舌胖暗，苔薄黄腻，脉右细滑，左脉因冠脉造影受损坏。

既往喘息反复发作 17 年，于同仁医院诊为哮喘，口服激素 2 年，后停用，2015 年春节后急性发作，于广安门、宣武医院等五家医院住院治疗，吸入思力华、信必可，口服顺尔宁，仍喘息难以控制，双肺可闻及干啰音。2017 年 5 月 8 日起于门诊中药调治，病情明显改善。

左肩疼痛，足背痛，病在表。

形体肥胖，痰湿之体。

尿急尿黄，舌苔黄腻，脉细滑，湿热之象。

舌暗，兼有瘀血。

综合来看，内有湿热兼瘀，感受外邪，表里合病，病在太阳阳明。

经方可选麻杏苡甘汤，符合病在太阳阳明，且发表祛湿清热，但药少，力有不逮。

麻黄连翘赤小豆汤，善治瘀热在里，且能发表，但该方偏重治疗湿热皮肤发黄、斑疹等皮肤疾患，本患是湿热痹证。

后世治疗湿热痹证之加减木防己汤，从经方木防己汤变化而来，符合太阳阳明合病之辨证，且除湿清热，止痛力强，与本患病证最为贴切。

因患者素有哮喘，内有痰饮，正气不足，故加减木防己汤去杏仁，加白豆蔻、茯苓、沙参，化湿饮扶正气，仿刘渡舟老师经验，加姜黄、海桐皮，化瘀除湿止痛。

处方

防己 10g	生石膏 30g	桂枝 10g	茯苓 12g
生薏苡仁 15g	北沙参 10g	海桐皮 10g	滑石 10g
通草 6g	竹叶 10g	白豆蔻 6g	姜黄 10g

7 剂，免煎颗粒，日 1 剂。

二诊：2019 年 8 月 21 日。

进门即连呼神奇，诉当天服药 1 剂前臂即能抬起，次日手能够头，现疼痛明显减轻，静息不喘，活动后气喘，大便正常，尿黄，口干，舌胖暗，苔薄，脉右细滑。

服药速效，方证准确，效不更方。前方加杏仁开宣上焦。

前方加杏仁 10g。

14 剂，免煎颗粒，日 1 剂。

三诊：2019 年 9 月 4 日。

复诊诉前臂疼缓解，走路上楼气喘，左肩井处疼，白痰，量不多，大便正常，口干，尿黄，怕风，汗出，下肢轻肿。舌胖淡暗，苔薄，脉右细滑。

疼痛已解，左肩井疼，与仲景项背强几几相类，且湿热去则津液伤，故前方去海桐皮，加葛根升津舒筋。

前方去海桐皮，加葛根 12g。

14 剂，免煎颗粒，日 1 剂。

四诊：2019 年 10 月 9 日。

9 月 30 日在家练八段锦吹空调后，右下肢疼痛，不能睡觉，后复受凉外感，服止痛药效果不佳，夜难成寐，来诊时轮椅前来，拖拉着右腿，勉强坐上诊室板凳，面部表情痛苦，大便偏干，咽痛，汗出，口干。舌胖暗苔薄，脉右细滑。

下肢疼痛，病位在表，考虑表证。

口干便干，阳明有热。

咽痛，病涉少阳。

此表证是太阳病还是少阴病呢？患者哮喘多年，年高，舌胖暗不红，苔薄白，反复感寒，脉细，故考虑为少阴病。桂枝附子汤、白术附子汤之类可选，但两方均是少阴方，缺乏兼顾少阳与阳明药物，且补虚力嫌不足。

现有一方，《古今录验》续命汤，出自《金匮要略·中风历节病脉证并治第五》中附录，原文"治中风痱，身体不能自收持，口不能言，冒昧不知痛处，或拘急不得转侧……并治但伏不得卧，咳逆上气，面目浮肿"，此方有麻黄、桂枝、杏仁、甘草组成麻黄汤发表散寒，又有人参、当归、川芎、甘草补虚扶正，有甘草干姜汤化痰饮，有石膏清里热，兼顾了表里，如果加附子，就成为少阴与阳明合病之方。

该方善于治疗疼痛，且兼顾痰饮，本患素有哮喘，内有痰饮，与此方正合。

大便偏干，又是一侧下肢疼痛，大黄附子汤既可通阳明腑，又可强壮温补止痛，且依胡希恕老师经验，本方善治偏侧疼痛，与此患者颇合。

少阳咽痛，可仿《千金》小续命汤，加黄芩清少阳郁热。

处方

炙麻黄 10g	桂枝 10g	当归 10g	干姜 10g
炙甘草 6g	川芎 10g	杏仁 10g	生石膏 30g
生大黄 6g	炮附片 6g（先煎）	细辛 3g	黄芩 10g
生晒参 10g			

7 剂，免煎颗粒，日 1 剂。

五诊： 2019 年 10 月 16 日。

步入诊室，大赞神医，诉服药第二剂右下肢疼痛明显减轻，可以走路。现右下肢稍不适，行走正常，眠差，憋气，咽痛已，大便正常，口干，痰少，口咸。舌胖暗苔薄黄，脉右细滑。

药见大效，说明方证对应。右下肢稍不适，再加薏苡仁利湿除痹。

前方加生薏苡仁 18g，以除湿通痹。

14 剂，免煎颗粒，日 1 剂。

【按语】

同一患者，同是疼痛，时间仅隔一月余，但处方大相径庭。乃因 8 月夏暑季节，暑湿较重，舌脉亦湿热之象，故清热利湿；10 月正值北京金秋，燥气值令，受凉之后，风寒痹阻于外，里热无从外出，遂外以温阳散寒，内则清热通腑。

虽说"伤于风者，上先受之，伤于湿者，下先受之"，但本患上肢疼痛，却是湿热，下肢疼痛，却偏风寒，因此关键还是要辨证论治。两次治疗，一次时方，一次经方，时方亦是经方之化裁。仲圣之功，千秋当记。遂作一剪梅一首。

一剪梅　痹证

一老患者，月前上臂疼痛不举，木防己汤一服而痛止臂扬。连呼神方；国庆下肢受风，痛难移步，夜不成寐，续命汤一剂而步履如常，频呼神医。笑答：蒙上了。不敢贪功，功归仲景，效属岐黄。

话说一患本姓商，肩手不扬，疼痛难当。脉证颇合防己汤，杯覆臂张，不吝赞扬。

节日下肢染风凉，痛锁双眉，夜不着床。续命一剂步如常，功在长沙，妙化阴阳。

第五节
两年眼胀一周轻，妙辨方证与六经
——眼胀眼疼两年案

郝某，男，49岁。

初诊：2018年2月26日。

主诉：眼胀两年。

两年来眼胀眼疼，视物模糊，心烦眼干，易疲劳，大便不畅，右胁易胀，小便调，面色青黄，形体略胖，舌胖暗，苔薄腻，脉细弦。

目眩胁胀，脉象细弦，病在少阳。

面黄形丰，舌胖苔腻，脾湿之象。

舌暗脉细，血虚血瘀。

综合脉证，当属少阳太阴合病、血虚水盛之柴胡桂姜汤合当归芍药散证。

处方

柴胡 12g	黄芩 10g	天花粉 12g	桂枝 10g
干姜 6g	生牡蛎 30g	当归 10g	川芎 10g
白芍 20g	茯苓 12g	泽泻 15g	生白术 18g
夏枯草 30g	炙甘草 6g		

7剂，免煎颗粒，日1剂。

二诊：2018年3月5日。

眼视物模糊明显减轻，眼胀减轻，眼疼、眼干稍减，右胁胀减，大便不畅，舌胖暗苔薄黄，脉右细弦左细滑。

症状减轻，药已中鹄，效不更方。

唯大便仍欠爽利，加决明子明目润肠。

前方加决明子 20g。

7 剂，免煎颗粒，日 1 剂。

三诊： 2018 年 3 月 12 日。

患者颇感满意，症状减七八成，眼痛明显减轻，既往畏光明显，随身戴墨镜，本周未戴，大便不畅，舌胖暗，苔薄黄，脉细弦。

药取大效，再加蔓荆子清利头目。

3 月 5 日方加蔓荆子 10g。

7 剂，免煎颗粒，日 1 剂。

四诊： 2018 年 3 月 19 日。

患者诉本以为两年旧病，症减七八，很难再好，未料本周症状续减，对中药疗效颇感惊奇。右眼已不胀，左眼痛已，已不畏光，仍易疲劳，大便不畅，舌胖暗，苔薄黄腻，脉细弦。

乙癸同源，再加沙苑子补肾明目。另大便不畅，予四磨汤口服液理气通便，权宜之治。

前方加沙苑子 12g。

7 剂，免煎颗粒，日 1 剂。四磨汤口服液 1 盒。

【按语】

患者本来带亲人看呼吸病，见治疗效佳，说到自己两年眼胀也想一治。按六经理法，本患主诉眼胀，孔窍之病，且与少阳提纲证之目眩相类，当属少阳病，而右胁胀、脉细弦亦旁证少阳病。

用脏腑辨证之肝开窍于目，病在肝胆，也能说得通。根据脏腑辨证，眼干涩属血虚，血为肝之所养，依经方辨证亦是血虚水盛，因此柴胡桂枝干姜汤合当归芍药散跃然而出，且投方即效。

之后遵后世用药经验，增决明子、蔓荆子、沙苑子等，症状持续减轻，出乎患者意料。笔者个人在辨证时常以六经辨证为先，参合脏腑辨证，两相一致，把握更大，经方之后，遇到仲景未言之处，学习后世先贤经验，常获佳效。

　　柴胡桂枝汤方的六经归属各家说法不一，多数医家认为病属少阳，但有少阳兼表、少阳兼津伤、少阳太阴合病等不同，胡希恕老师倾向本方归于厥阴。笔者觉得各有道理。该方毕竟是柴胡类方，临证时笔者认为从少阳认识该方更具实用性。

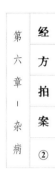

王某，女，57岁。

初诊： 2019年3月21日国际部。

主诉： 双下肢浮肿10年余，加重伴面部、上肢浮肿9个月。

患者近10年双下肢浮肿，2018年6月体检发现左肺占位，手术切除。病理为肺腺癌，行6次化疗，今年3月4日结束。肺癌手术后下肢、双臂、面部时浮肿，晨醒后出汗，劳作时后背如负土坯。术后入睡困难，牙龈易出血。大便2～3日1行，不畅。化疗后腹胀，活动量大则气喘，口和，小便可。舌胖淡暗，苔滑，脉弦滑。

患者形体肥胖，四时颜面浮肿，劳作后如负土坯，考虑表有水饮。

入睡难，牙龈易出血，阳明有热。

脉象弦滑，无明显畏寒，无但欲寐，不在少阴，考虑表证为太阳病。

此患六经辨证为太阳阳明合病，为越婢汤证。

若加白术，就成了越婢加术汤，《金匮要略·水气病脉证治第十四》云"里水者，一身面目黄肿，其脉沉，小便不利，故令病水。假如小便自利，此亡津液，故令渴也，越婢加术汤主之"。患者化疗后腹胀，大便2～3日1行，不畅，结合脉弦滑，考虑太阴病，为饮阻气滞，加枳实，寓枳术汤于其内健脾行气，逐水消胀。

处方

炙麻黄10g	生姜10g	大枣10g	炙甘草6g
生石膏30g（先煎）	枳实30g	生白术15g	

7 剂，水煎服，日 1 剂。

二诊： 2019 年 3 月 28 日。

腹胀改善，打嗝减少。大便 2～3 日 1 行，便干。浮肿有改善，气喘减。晨汗出减少。腋下微汗。眠可，既往痔疮发作，现已缓解，口和，大小便调。舌暗，有齿痕，苔滑略减，脉弦滑。

方证对应，故诸症减轻。

浮肿减而未消，麻黄增量，增强发表之力。

大便偏干，增量白术通便。

前方改炙麻黄为 12g，生白术 30g。

14 剂，水煎服，日 1 剂。

三诊： 2019 年 4 月 11 日。

浮肿、腹胀几消，大便两日 1 行，不畅，初头干。眠易醒。气喘较前好转，不敢吃水果，劳作时后背负重感明显减轻，牙龈仍易出血。口和，口水多。小便正常。劳作时有汗，纳佳，每日晚 7～10 点锻炼。舌胖淡，有齿痕，苔滑，脉细弦滑。

诸症续减，仍睡眠易醒，前方加合欢皮、炒枣仁理气养血安神。

前方加合欢皮 30g，炒枣仁 30g。

14 剂，水煎服，日 1 剂。

四诊： 2019 年 4 月 25 日。

大便畅通，1～2 日 1 行。睡眠入睡难。浮肿轻微，后背负物感明显减轻。口水多，纳可，口和，腹胀消，打嗝已。舌胖淡暗，有齿痕，苔滑，脉弦滑。

肿微背重明显减轻，证明表水渐消。

口水多，内饮仍存。

腹胀消，打嗝已，中焦渐强。

效不更方，睡眠仍差，3 月 28 日方加龙骨、牡蛎安神化痰。

3 月 28 日方加生龙骨 30g、生牡蛎 30g。

14 剂，免煎颗粒，日 1 剂。

【按语】

患者以此方加减，间断服药两年余，病情一直稳定，无明显不适。肺癌术后易从虚论治，但本患依照六经辨证，用越婢加术汤合枳术汤效果明显，且服用此方加减两年有余，无不适，且身体状况日渐好转，未见耗散正气之偏颇，经方治病还是当遵循"观其脉证，知犯何逆，随证治之"之旨。

第七节
痰饮水湿俱可晕，病涉三焦当细分
——夏暑季节头晕案

某女，37岁。

初诊：2021年6月29日。

主诉：头晕1周。

1周来因雨水较多，受凉后出现头晕不爽，纳差，畏风，稍怕冷，无汗，双眼干涩，视物不清，畏光，口和，大便可，尿稍频，双足脚底有汗，起疱疹，搔抓后有水液渗出，瘙痒。

近来下巴反复出现痤疮，疼痛甚，痤疮面积大且可扪及皮肤下条索状结节囊肿，舌淡暗胖，有齿痕，苔薄白，舌根部微黄腻，脉未查。患者自己服用藿香正气液两支，遂好转大半，当日晚睡前再服用两支巩固疗效。

次日至6月21日，头晕不清仍每日发作，晨轻，中午明显，畏风怕冷改善，其余症状均同前，每次发作便服用藿香正气液2～3支，可稍缓解，但反复发作，发作有时，下巴有痤疮，当地处方小柴胡合苓桂术甘汤合泽泻汤。处方如下：

柴胡12g	黄芩10g	生姜10g	大枣10g
党参10g	茯苓12g	炒白术10g	桂枝10g
泽泻20g	炙甘草6g		

4剂，1日1剂，每日两次。

4剂服用完后，症状仍同前，改善不明显，6月29日邀请余会诊。因头晕，下巴痤疮，双足出汗，有疱疹、水泡、瘙痒，十分焦虑。无口渴口苦，大便可，小便频，舌淡红，根部微黄腻，脉未查。

素来形体偏瘦，面色稍萎黄，自幼双足春夏之季发汗、有疱疹，伴瘙痒不适，平素畏寒，睡前常服用右佐匹克隆诱导睡眠，大便易溏，易尿频。月经周期准，无痛经，有血块。

患者素体脾肾阳虚，便溏、尿频、畏寒，反复发作，现面部起痤，足底出汗、有疱疹，仍有表证，仍在少阴。

痤疮乃阳虚不能托毒外出之兆，双足底出汗、有疱疹，水湿下注之征。头晕，为水湿上蒙所致。苔根腻，提示下焦水湿。

水湿内停外溢，病在少阴太阴合病，当选真武汤。

面部起痤，兼阳明湿热，病及阳明，可选择薏苡附子败酱散。

故治以温阳利水，解毒通络，处以真武汤合薏苡附子败酱散。

处方

炮附片 9g	白芍 9g	茯苓 9g	炒白术 9g
生姜 9g	生薏苡仁 12g	败酱草 18g	

5 剂，水煎服，日 1 剂，日 2 次。

二诊： 2021 年 7 月 5 日。

诉药后头晕明显缓解，虽阴雨连绵，然头晕基本未有再作，思维较前清晰，尿频止，痤疮亦未再发。

服药大效，效不更方。

前方 5 剂巩固疗效。

【按语】

本患素体阳气不足，病涉下焦。此次发病虽值夏暑，外湿较重，且受凉引起，表现头晕，常法易从藿香正气散治疗，服药初始确也有效，但藿香正气散治疗偏重痰湿，尤其以寒湿为主，湿邪所致头晕，当以头部昏蒙、头重如裹为表现，本患头晕特点不鲜明。

且藿香正气散侧重治疗太阳、太阴，病位在上中二焦。后以小柴胡汤合苓桂术甘汤、泽泻汤，从水饮论治，治疗太阳太阴少阳合病，效果仍差。

考虑病在下焦，下有尿频，上有头晕，下颌起痤，属下焦湿热，少阴太阴阳明合病，故以真武汤合薏苡附子败酱散，湿饮并治，终获病痊。痰饮水湿应当细辨，病变部位需要细分，方证特点应当细别，方能药症相合，效如桴鼓。

李某，男，38岁。

初诊：2015年3月4日。

主诉：胸紧乏力两个月。

两个月前发热，于民航总医院查血象正常，胸片左肺中等提示索条影，诊为支气管炎，予头孢类抗生素口服热退，但胸憋乏力，予苏黄止咳胶囊口服，效果不佳。现胸紧，大声说话时觉乏力，无咳，少痰，无心悸，大便正常，无泛酸，纳食正常。舌胖暗尖红，苔薄黄，脉细弦。

虽初始发热，但现无身痛脉浮，无表证。

无口苦咽干，往来寒热，非少阳病。

虽无口渴便干，但舌尖红，苔薄黄，脉弦，考虑上焦郁热，病位为胸骨后，病已入里，考虑六经辨证属阳明病。

两月前发热，料当时外感，经抗生素治疗，相当于中药苦寒之品，反引邪入里，胸膈郁热，可用栀子豉汤。

但又乏力，则依照仲景条文"少气者，栀子甘草豉汤主之"。予栀子甘草豉汤。

处方

炒山栀10g　　　淡豆豉10g　　　炙甘草6g

7剂，免煎颗粒，日1剂。

二诊：2015年3月11日。

既往大声说话胸闷，本周服药后缓解，现偶尔说话大声则右胸微痛，大便正常，舌胖暗红，苔薄黄，脉细滑略弦。

服药后胸闷改善，方证对应。

再加枳实以除胸满。

前方加枳实 10g。

7 剂，免煎颗粒，日 1 剂。

三诊：2015 年 3 月 18 日。

大声说话时胸部不适，少痰，咽痒，咽干，纳食正常，大便正常。舌胖红，苔薄黄，脉小弦。

出现咽干，咽痒，少阳证，合用小柴胡汤。

3 月 4 日方加柴胡 12g，黄芩 10g，清半夏 15g，生姜 15g，大枣 10g，党参 10g。

7 剂，免煎颗粒，日 1 剂。

四诊：2015 年 3 月 25 日。

症减未愈，咽干，说话久时胸部不适，乏力较前改善，大便正常，舌胖淡红，苔薄黄，脉细滑。

症状有减，效不更方，咽干，仿仲景方后注口渴之意，去半夏，加瓜蒌根。

前方去清半夏，加天花粉 12g。

7 剂，免煎颗粒，日 1 剂。

五诊：2015 年 4 月 1 日。

无明显不适，寻药巩固，大便正常，舌胖暗，苔薄黄，脉细弦。

症状缓解，前方续服，炙甘草加量，增加益气解毒利咽之功。

前方炙甘草改 10g。

7 剂，免煎颗粒，日 1 剂。

六诊：2016 年 7 月 20 日。

咳嗽半个月。半月前感冒后咳嗽，于煤炭总医院就诊，现咽痒不利，咳嗽，少痰色白，大便软，日1～2次，小便正常，纳可，口干，不苦，舌胖，苔薄，脉细滑。

咽痒作咳，始于外感，痰少色白，大便软，太阳少阳太阴合病，止嗽散合小柴胡汤。

处方

荆芥10g	白前10g	紫菀10g	百部10g
桔梗10g	生甘草6g	陈皮10g	生姜10g
柴胡10g	黄芩10g	清半夏10g	

7剂，免煎颗粒，日1剂。

七诊：2016年7月27日。

说话后咳嗽，干咳胸闷，大便日1～2次，舌暗红，苔薄黄，脉细弦滑。

舌暗红，苔薄黄，里有热。

结合胸闷以及既往治疗，考虑胸膈郁热，前方合栀子豉汤，因便软，且小柴胡汤治疗咳嗽时去人参、生姜、大枣，加干姜、五味子，故前方去陈皮、生姜，加干姜、五味子、栀子、淡豆豉。

前方加炒山栀10g，淡豆豉10g，干姜6g，五味子15g，去陈皮、生姜。

7剂，免煎颗粒，日1剂。

八诊：2016年8月3日。

仍胸闷气短，说话时明显，大便日1～2次，初成形，口和，舌胖暗，苔薄腻，脉细弦。

仍胸闷气短，已用栀子豉汤，效果不理想。

苔薄腻，亦可为湿热之象。

少阳病可见胸胁苦满，也可单纯胸满，且脉细弦可考虑少阳之脉，从少阳阳明合病、少阳夹湿热论治，选用柴胡三仁汤。

处方

柴胡 12g	黄芩 10g	清半夏 10g	炙甘草 6g
杏仁 10g	白蔻 6g	炒薏苡仁 15g	滑石 10g
厚朴 10g	通草 6g	太子参 18g	

7 剂，免煎颗粒，日 1 剂。

九诊：2016 年 8 月 10 日。

胸闷不适，气短，大便正常。舌胖淡红，苔薄腻，脉弦。

仍胸闷不适，气短，从少阳、湿热论治效仍不佳。

舌脉看仍为实证，无表证，非半表半里证，仍从阳明里热考虑，再投栀子甘草豉汤。

处方

炒山栀 10g	淡豆豉 10g	炙甘草 10g

7 剂，免煎颗粒，日 1 剂。

十诊：2016 年 8 月 17 日。

胸闷症减 7 分，说话较前舒适，咽及前胸隐隐不适，大便时溏。舌脉如前。

症状显减，方证相合。

前胸隐痛，舌暗有瘀，加当归化瘀止痛。

大便时溏，炙甘草加量护中。

8 月 10 日方加当归 10g，炙甘草改 15g。

7 剂，免煎颗粒，日 1 剂。

【按语】

笔者对本患的治疗印象一直很深，从该患也进一步熟悉了栀子甘草豉汤证。

此患者形体瘦弱，面色青黄，表情阴郁，闷闷不乐，说话语声低怯，大便偏软，从脏腑而言，脾虚肝郁之体。按仲景栀子豉汤禁忌而言，"凡用栀子汤，病人旧微溏者，不可与服之"，本患似乎用栀子方不宜。但栀子甘草豉汤两次应用均取佳效，且服药大便无明显增多，腹部亦无明显不适。

另外，2016年用止嗽散合小柴胡汤合栀子甘草豉汤效果不佳，而单纯用栀子甘草豉汤反而显效，再次说明经方加减，尤其是小方加减应该谨慎，否则可能会影响疗效。

第九节
胸闷气短一月余，小方补益效亦奇
——劳累后胸闷气短月余案

赵某，女，34岁。

初诊： 2022年7月13日。

主诉： 胸闷气短一个半月。

5月底外出测核酸劳累，大量汗出，之后出现胸闷气短，服生脉饮未缓解，阜外医院查心电图、运动平板试验均未见异常，查肺CT以及肺功能均正常。

刻下：胸闷气短，觉气浮于上，腰疼，久立头昏，乏力，口干，喜温水，大便溏，日1次，小便正常，形体肥胖，睡眠多梦，月经有血块，量不多，无白带。舌胖淡暗，苔薄，脉细滑。

无寒热外证，无口苦、咽干、往来寒热之半表半里证，胸闷气短，形丰便溏，属太阴里证。口干喜温水，阳明里热。

胸闷气短，有虚有实。胸为阳位，虚多责阳气不足，实多责痰湿、水饮与瘀血。本患得之过劳，且劳则加重，苔薄，舌淡胖，虚则无疑；大便溏，湿邪亦有，但不重。睡眠多梦、月经量少，仍系气血不足之故。

考虑该患者素体肥胖，脾虚痰湿之体。检测核酸大汗出，且过劳，过汗耗伤津气，汗为心液，心气耗伤，与中下焦相争，故觉气浮于上，腰疼；津液耗伤，虚热内生，故口渴喜温水。久立头昏、乏力皆气虚之象。

至于治疗，从过汗伤正，最容易考虑生脉饮，但本患自服生脉饮无效。另一个治疗过汗伤及心阳的方子桂枝甘草汤是否合适？桂枝甘草辛甘合化为阳，对此患者应该可以考虑，但本方最适宜之症是"心下悸，欲得按"，与本患胸闷气短、气浮于上不同，故不作为首选。

胸闷气短，后世方补中益气汤、升陷汤之类也常应用，本患者形体肥胖，又是黄芪体质，也可考虑，但本患除气虚之外，尚有湿邪，若用二方，仍需加减化裁。

中焦为气血生化之源，患者虽表现为上焦症状，但津气不足，仍需从中焦入手。补津气之经典药物是人参，人参汤在《金匮要略·胸痹心痛短气病脉证治第九》中早有论及"胸痹心中痞，留气结在胸，胸满，胁下逆抢心，枳实薤白桂枝汤主之，人参汤亦主之"，即人参汤可以治疗胸痹，其胸满之虚证，即人参汤证，与本患者临床表现正合，且作为太阴病之经典方，方中除人参补津气之外，有甘草干姜汤扶阳救津，干姜合白术又可燥湿，可谓治本为主，兼可顾标，对本患本虚为主、兼有湿邪最为合拍。

或问：若考虑正虚湿邪导致胸闷，薏苡附子散如何？答：可以考虑，但本方治疗胸痹缓急，特点为时缓时急，且救津液之能不若人参汤。

综上，选择人参汤，因口渴，为津虚致渴，加瓜蒌根。

处方

人参 10g	干姜 6g	炒白术 10g	炙甘草 6g

天花粉 12g

7 剂，免煎颗粒，日 1 剂。

二诊：2022 年 7 月 25 日。

患者每日仅服半剂，18 日跟诊时诉气短已明显改善，服药 1 周后气能下沉，胸闷、气浮于上已缓解，大便成形，现口角略起泡，额头易汗出，汗黏，偶有头晕，口干，眠多梦，仍感乏力，项背不适，无白带，近日行经，今日经尽。舌胖淡苔滑，脉细弦。

服药症状大减，方证相合。

口角起泡，额头汗多且黏，口干乃阳明湿热，结合项背不适，考虑葛根芩连汤为宜，不独清利湿热，且葛根能起阴气，合薏苡附子散扶阳祛湿。但本方不可过用，待湿热一清，再转健脾益气祛湿，王道缓图。

处方

葛根 24g　　　　黄芩 10g　　　　黄连 10g　　　　炙甘草 6g

生薏苡仁 15g　　炮附子 9g（先煎）

7 剂。

随访，胸闷、气短缓解，患者因工作忙碌未再服药。

【按语】

《金匮要略·胸痹心痛短气病脉证治第九》中云"胸痹心中痞，留气结在胸，胸满，胁下逆抢心，枳实薤白桂枝汤主之，人参汤亦主之"，此段似乎论述同一临床见证的虚实两法，但严格说来，肯定两个方证临床特点应有差异。个人体会，枳实薤白桂枝汤证，胁下逆抢心之症状多有，气逆明显。而人参汤治疗胸痹，本病例也是个人第一次应用，从中体会到仲景之人参汤所治之胸痹特点，从个案看，胁下气逆表现不突出。

草记个案，还原最初临诊时思维过程，对于此患者，治疗是否最恰，也不敢确定，供参考。

方小药轻力不微，理中温阳津液回。

胸痹虚实当细辨，实缘痰饮虚气亏。